JN317263

教養としての
精神・心身医学

秋坂真史 著

大学教育出版

はじめに

現代の学校や社会では、複雑な人間心理や精神異常に絡む様々な問題や事件が頻発している。このような時代背景から、近年は、精神医学や心身医学の立場からの助言や支援に一般社会の関心と期待が向かっている。

本書は、誰でも（たとえ専門家でなくとも）、このような問題を正しく理解し、また不幸にして直面した問題にもできるだけうまく対応できるように、その問題や事件の基礎あるいは背景にある精神保健・臨床心理・心身相関の立場から、専門性にとらわれない教養学としての精神医学・心身医学（心療内科）の「わかりやすい入門的教科書」として、利用されることを願って執筆されたものである。

ここで「精神・心身医学」とは、もちろん精神医学と心身医学の双方をまとめ一括した言い方であるが、前半の「精神」という語句は従来からの伝統的な精神医学を指し、後半の「心身医学」という語句は戦後我が国で急速に発展してきた新しい医学である心身医学（および心療内科）そのものを指している。両者を兄姉と弟妹にたとえれば、兄や姉の存在の重さは言うに及ばず、弟や妹にあたる分野も、新しく勃興してきた学問とはいえ、社会の様々な場面で近年はその重要性は認識されつつあり、両者はもっと同等の比率で結び合わせた教科書が必要と考えていた。ただ、これまで一般には兄弟あるいは姉妹とはいえ、個性や発達段階が異なるため全く別々にまとめられ、記述する著者も違うことから、接点や連携を見出すことが難しかった。筆者は個人的な臨床経験からむしろ、その学問的関連性と教える立場から一つにまとめる合理性を重視し、研究上も両者にまたがった仕事をしているため、この近縁でかつ重要な医学の二領域のエッセンスをコンパクトにまとめようと意図したものである。しかも、専門でなくとも精神医学や心身医学を学びたいという学生や社会人が、二つの教科書を準備しなくともすむようにと読者の利便性も考慮して、できるだけ平易にコンパクトで、かつ具体的な事例を豊富に準備して、わかりやすく提示しようと考えた。難解な専門用語をなるべく使わず（用いざるを得ないときは説明を加えた）重要な箇所を中心に、一般の言葉で具体的に述べたとはいえ、その内容レベルを落としていないことはお読みになった諸賢はすぐ理解されるであろう。

したがって本書は、専門の医学生や研究者のためのみに書かれたというよりは、むしろ他科の医師あるいは看護師・ソーシャルワーカー・介護福祉士等のコメディカルを目指す学生や現場のスタッフ、さらに臨床心理士や養護教諭を志す社会人・大学生の方々をはじめ、一般的な専門教養として「医学」とりわけ「人間の心と身体」を扱う臨床科である心療内科の基本にある「精神医学および心身医学」について、基本的知識を学びたい人あるいは資格試験等を目指したり、再教育を志したりする人々のために書かれたテキストである。ここには、一般社会の中で多少とも医学・医療と関わる職業や地域福祉等の現場で知っておいた方が、心を悩む者や精神障害者を理解しやすく、また自分や家族の将来の「心の健康」にとっても役立つであろうと思われる必要最小限の内容を厳選して、具体的な臨床例を呈示しつつ、その病像の意義と対応などを、できる限り一般の言葉で平易に述べることを心がけた。

本書が、人間の心（精神）とその病気について、もう少し詳しく知りたいと考える学生諸君や社会人諸氏の方々の新しい力としての知識となり、一方で精神あるいは心、あるいはそれが原因で身体を病む人々への理解に役立てば、著者の喜び、これ以上のものはない。

最後に、本書の企画や編集にあたり、お世話になった大学教育出版の佐藤守氏ならびに、いつも温かい御指導・御支援を賜っている琉球大学・石津宏教授に深く感謝申し上げる。

2002年 7 月

秋坂　真史

教養としての　精神・心身医学

目次

総　論

精神医学　各論

心身医学　各論

総　論

I
精神・心身医学の基礎と背景

＊＊＊

「医学」という学問そのものは一般的には馴染みが薄いと思われるが、その応用ともいえる「医療」は多くの人の生活に大きく関わっている。しかし、じつは医学そのものを学ぶことも、自分が将来も何らかの形で関わるであろう医療を理解するためには不可欠であり、また健康な生活をおくる上で誰にとっても重要な「教養」の一つであると思われる。

医学は、大きく身体医学と精神医学とに分けられよう。ほとんどの医学の科目は前者に属するが、精神医学と心身医学は後者に属する少数派である（ただし、心身医学を前者に含める立場もある)。少数派といっても、その現代的意義は、多数派に優るとも劣らないものがある。すなわち、精神医学と心身医学は独自の歴史をもって発展してきた、医学の中でもなくてはならない重要な学問分野である。いずれも、ヒトの脳神経系や・行動あるいはそれらと身体との関連という対象を、主に薬物治療や精神療法・心理療法等の独特の方法論を用いて、治療していく臨床医学である。

個人的な病気（疾患・疾病ともいう)、あるいは世の中に起こる事件や事故による疾病や障害というものは、あらかじめ医学のどの範疇という分類に沿って生じてくるものではない。これは、内科との関係においても言えることである。

例えば、筆者がとくに専門として臨床にあたっている心療内科という医学・

医療では、そこに相談や治療に来る患者さんは、必ずしも精神科あるいは内科とかにきれいに分かれた症状を有してはいない。すなわち、多くの場合、整形外科、皮膚科、耳鼻科、産婦人科など様々な医学領域を含めて、複合的な症状をもってくるのである。つまり「心療内科」は、単に身体の対象部位のみでなく、人間の心と身体の全体との関連、統合を重視した総合的分野である、ということもできよう。

なお、精神病（精神疾患）と精神障害はほとんど同様の意味で使われることも多いが、本書では前者は従来の狭義における内因性精神病を中心に述べ、精神障害には神経症圏の疾患や一部の心身症も含めて考慮することにする。ただし、基本的に心身症は心身医学の立場で対応する疾患として別に取り扱うようにしている。

そこで、いちおう「精神医学および心身医学」という2つの学問領域について別々に、今日的な意味で重要と思われる箇所を概説的に説明する。

1．精神・心身医学の背景

精神医学（psychiatry）とは、心の異常、すなわち精神障害の原因を追究し、症状、診断、予後、治療、精神のリハビリテーション、社会復帰、予防などを研究する学問である。それは「心とは何か」という、いわば人間の知・情・意といわれる精神の働き、とこれらの障害の本態は何か、ということが研究され解明される行為である。精神医学は、広く人間の精神現象全体を対象とする医学である。この精神現象を理解するには、心理学的、社会学的、または生物学的なアプローチが行われている。つまり、方法論的に自然科学と人文科学の両分野にまたがっている。

精神医学の基礎または背景となる学問には、身体的側面では神経解剖学、生理学、神経化学、精神薬理学、神経病理学、遺伝学、衛生学などがある。心理学的側面では発達心理学、異常心理学、応用心理学、行動心理学、実験心理学、臨床心理学のほか、社会学、教育学などがある。

精神医学はしばしば勉強するのが難しいといわれているが、それは対象とする精神現象が、身体的症状のように目で確かめ、客観的にとらえ、計測して数値で記録することが難しいという点にも起因していよう。基本的な検査では唯一、脳波というものがあるが、これのみで明確な診断ができるのは、てんかん等の一部の精神障害で、内科などで使う様々な臨床生理学的検査ほど広く応用できるものではない。やはり、人間自身の目や頭脳による観察や診断という要素が大きくものをいう学問である。人間の心というものは、物体として見て測定できるものではなく、人間理解というものには宿命的な制約があると考えられるからである。

精神医療の扱う領域はきわめて幅が広い。過去の精神医学は、狭義の精神病、精神発達遅滞や性格障害などの範囲に過ぎなかった。しかし今日では、子どもから高齢者にわたり、性格と環境に基づいて起こる様々な心理的反応、情緒障害、各種の身体疾患にみられる精神面の異常や問題行動、不登校・保健室登校、家庭内および学校内暴力、アルコールや薬物依存、学校や社会に絡んだ事件・事故あるいは殺人事件などの重大犯罪、結婚・育児・離婚などの家庭問題や職場の精神衛生、長寿時代・高齢化社会における精神障害をもった高齢者や痴呆老人の増加など、現代の抱える問題はきわめて多く、「精神・心身医学」の受けもつ守備範囲はきわめて広くなりつつある。日常の障害者の診断、治療などの臨床を扱う精神医療も、児童・思春期精神医学、リエゾン精神医学、心身医学など、さらに社会的基盤から疾病発生、社会復帰を扱う社会精神医学、地域精神医療、司法精神医療などに分化している。それらは、統合されて、人間全体の理解と社会の福祉向上につながるものであろう。

2. 精神・心身医学の基礎

(1) 心理学

心理学は、その名のとおり精神生活の法則を研究する科学、と定義される。医学が、「人間の医学」である限り、心理学は欠くことのできぬ重要な領域であり、ことに精神障害の認識と治療を目的とする精神医学がその基礎の一部を心理学に負うのは当然である。

現代の心理学は、人間や動物の行動を支配する法則を解明することに主眼をおいている。ここでいう行動とは、身体的行動に限定されない。とくに人間を対象とする場合、その認知、感情、意志に関連する内的および外的体験のすべてが研究対象となる。したがって、精神医学ともっとも緊密に関連している科学である。精神医学は、これまで心理学領域の結実を吸収して、枝葉を豊にしてきた。人間の多様な行動あるいは精神生活を反映して、心理学の発展も様々な領域に及んでいる。

① 実験心理学：心理的現象とそれを規定する因子との間に一義的関係を見出し、両者間の法則を確立することを目的とするもの。感覚、知覚、記憶、学習など要素的心理現象として、生理的方法論を用いて研究する。

② 臨床心理学：異常心理をもつ者を対象として、診断および治療を行う心理学の一領域である。心理テストを中心とする心理学的判断、カウンセリング、指導、相談、あるいは精神療法についての理論、技術の向上などを目的とする。

③ 発達心理学：精神発達を研究の対象とし、精神発達の現象的形態を明らかにするとともに、精神発達に関する原理を理解することを目的としている。精神活動の生長・発展の全過程を対象にするので、幼児心理学、児童心理学、青年心理学、あるいは老年心理学などを包含している。関連する領域として教育心理学（educational psychology）があるが、教育過程に関する心理学的な事実や法則を明らかにし、教育効果を推進するために寄与しうる知見を考究する分野である。

④ 社会心理学：社会環境における個人の経験や行動は、その社会事態に対する学習結果であるという適応理論を根底においているもので、個人や集団の行動をその環境の諸条件や特性との関連において理解しようとする心理学の一分野である。社会文化と人格形成といった問題についての研究もこの領域に関連する。

⑤ 行動主義：心理学における一理論、行動の予測や制御を目的にした心

理学である。意識を対象とする伝統的な心理学に対し、客観的に観察可能な行動をもっぱらその対象にすべきであるとの認識から誕生した。

(2) 神経生理学

精神現象に伴って表出される身体現象を客観的に生理学的現象としてとらえ、その背後にある精神現象との対応関係を研究する学問であり、気分、感情、注意、認知、思考などの精神活動を生理学的指標によって窺い知ろうとする分野である。主として失語・失行・失認などの症状についての研究、大脳半球優位や左右差の問題、器質性幻覚、記憶障害、知能障害などを対象として脳と精神機能との関連を追究する。

なお、生理学の方法として汎用される脳波(EEG)は、脳における神経細胞の個々の活動を総和としてとらえたものであり、頭皮上から比較的容易に、しかも生体に侵襲を与えることなく記録できるため、精神機能の解明に用いられている。種々の精神活動（緊張・興奮・安静・開閉眼）や意識の状態（眠気・意識障害）に伴って脳波が変化すること、とくに棘波、鋭波、徐波などの異常波をとらえることができることから、脳機能の障害を推定したり、障害部位を明らかにする有効な方法として広く用いられている。

(3) 精神病理学

精神障害を心理的側面より把握していく一つの方法が精神病理学であり、精神症状を細胞・組織レベルで生物学的あるいは科学的に把握して、その特徴や成り立ちを合理的に明らかにしていく基礎的学問である。

II
精神・心身疾患の原因と理解の方法

＊＊＊

1. 基礎的概念の理解とその方法

(1) 知能・気質・性格および人格

人間における精神機能の特徴のうち、知的側面は知能と呼ばれ、情意・行動面は性格といわれる。性格は、必ずしもすべてが先天的に決まるものでなく、後天的要因にも影響を受ける。性格の基礎にある感情面での先天的特性もしくは傾向を、気質という。逆に言えば、気質に環境・教育・訓練などの影響が加わり、次第に感情や意志あるいは行動パターンに直結する性格が形成されていくのである。

これに似た言葉に、人格あるいはパーソナリティというものがある。性格などと同様に使われることがあるが、日本語では倫理・道徳的な意味も加わり、より包括的なニュアンスで用いられることも多い。しかし欧米ではほぼ同義である。したがって、本書では人格という語句を主に用いることにする。

人格の分類には、幾つかのものがあるが、一般によく使われる重要なものについてのみ述べる。

まず精神分析学的立場から、リビドー（心的性的エネルギー）の作用する方向によって、内向型と外向型に分ける。

内向型は、内気で思慮深いが実行力に乏しく、他人の批判に傷つき易い傾向がある。興味や価値が主観の世界にあり、行動もそれによって支配される。これに対し、外向型は、活発、精力的、常識的で交際も広いが、細かい配慮に欠ける傾向がある。外部の客観的な事実によって思考や行動が決定される傾向がある。

(2) 体型と気質

もう 1 つの分類は、体格との関連に着目して、痩せ型体型を分裂気質、肥満型を循環気質、闘士型（筋肉型）を粘着気質、そして形成不全型という分類が有名である。ここで、クレッチマー（Kretschmer, E）はこれらの性格特徴が内因性精神病と関連があるという立場にたち、分裂気質が分裂病、循環気質が循環病（躁うつ病）に発展すると考えた。分裂気質は、非社交的、内気、観念的で、社会の中で他人から孤立して自己に閉じこもる自閉傾向がある。循環気質者は、全体的に社交的で人情味があり、親しみ易く社会や他人と同調して生きようとし、現実的で環境に順応し易く社会的にも成功しやすい。躁とうつという両極の様々な状態におかれやすい（軽躁型と抑うつ型）粘着気質者は、てんかん気質とも呼ばれ、鈍重で繊細さがなく、感情の変化や動揺が少なく、1 つのことに長い間執着するものである。

(3) 性格・人格と心身症

性格や人格の偏りには、環境など非器質性の原因によるものや、脳の器質性障害あるいは精神分裂病などの内在的原因による精神疾患によるものがある。非器質性の原因による場合は、人格異常ともいわれるが、この中には自分自身のみでなく他人や社会を悩ませるものもあり、人格障害あるいは精神病質とよばれる。脳器質性障害あるいは精神疾患による場合は、人格変化または性格変化といわれる。

神経症とは、精神的原因または心因によって、精神的あるいは身体的症状が惹き起こされた状態である。その症状には、不安、強迫症状、心気症、抑うつ、各種の症状（例えば意識障害、小児症等）があるが、身体症状はヒステリー性の四肢麻痺のようにあくまで機能的なもので、器質的身体症状は含まれない。

心因によって、器質的身体的症状が出現する場合、例えば心的緊張（ストレス）状態の持続によって胃潰瘍が生じるような場合は、心身症（PSD: psychosomatic disease）と呼ばれる。新しい分類法（DSM-IV, ICD-10）では、この「神経症」という語句は使われておらず、不安障害、転換（身体表現）性障害、虚偽性障害、解離性障害（ヒステリー性神経症）、性同一性障害などに分けている。

(4) 精神・心身医学の学び方

精神医学や心身医学を学習していると、ふだんの日常生活では使われない専門用語、例えば精神力動などという言葉がしばしば出てくるが、これらの多くは精神分析学の中で用いられている概念である。精神・心身医学を学ぶ上で、一般的に精神分析学の体系自体はこんにち学ばれることは必修内容ではなくなりつつあるが、その中で使われている考え方や概念は今でもなお、しばしば引き合いに出されることがある。ちなみに精神力動とは、人間の精神現象や行動を、力学的な因果関係の仮定から理解しようとする考え方である。精神現象の背後に、無意識の動機や意図が関与し、しかもこれらが葛藤し合って、力学的な抗争を引き起こしている、と考える。人間の行動は、この葛藤の妥協として形成されたもの、として理解されるわけである。この力動的な過程は、本人の出生以来の一貫した連続性をもって作用し、発病前と発病後にも連続して活動していると考えられる。

さらに、それはまた人間の心身両面にわたって、恒常性維持と環境への適応過程でもある。精神力動というものは、個体内のみでなく、対人関係・治療関係・家族関係にも力学的機構として働いている。

こうして考えると、精神医学や心身医学も、使われている言葉は専門的で難解そうに見えるが、じつはわれわれの日常生活や人との接触する社会や精神活動のなかで、ほとんど常に経験していることを、もっと明確な形で表現し、考えや行動を科学的合理性によって説明していこうとする方法の一つであるに過ぎないことがわかる。換言すれば、もっと正しく自分自身や人間社会あるいはそれを構成する様々な人間の行動を理解し、客観的に適切な対応が取れるようにするための誰にとっても大切な学問であると言えよう。したがって、あまり言葉の難解さや覚えることの多さに驚かずに、今は理解しづらくとも人間として成長するにつれて理解できるようになる部分もあると思われるので、気にせず自分の日常的な精神生活の範囲で具体的に理解しようと努めることが大切である。そうすることで、精神医学や心身医学がますます身近なものに感じてきて、勉学のモチベーションも湧いてくるであろう。

(5) 自我とは何か

自我という言葉もしばしば出てくるものである。自我は、内界からの知覚刺激と外界からのそれとの識別を学習し、それに伴って自己と対象・外界との境界をつくって確立されていく、いわば固有な特性をもった意識的な自己（自分自身）である。この自我の機能には、自己と現実との関係、衝動の調整と制御、対象関係、思考過程、防衛機能、自律性機能、統合機能などがある。

図1は、「自我に対する現実の働きかけと作用」について図式化したものである。葛藤や不満をもち、右に示す種々の欲求を阻止してうまく対応していこうとする自我に対して、その現実と超自我から様々な干渉を得る。その結果と

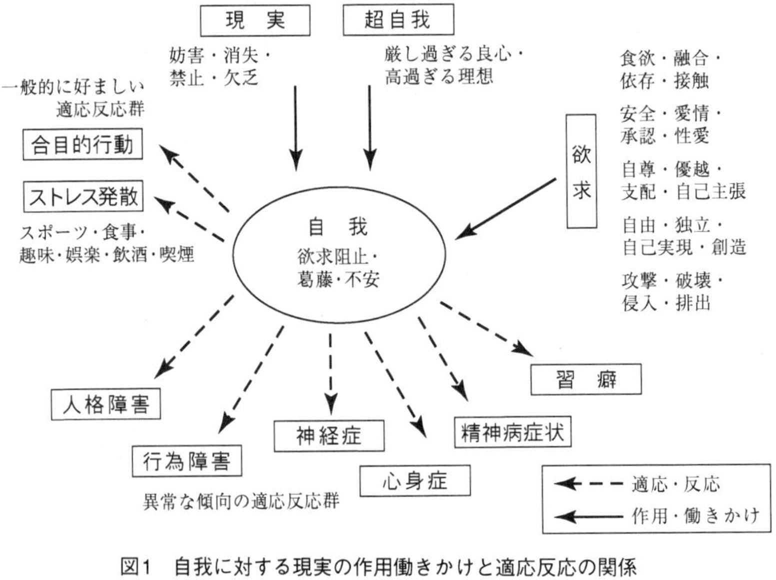

図1　自我に対する現実の作用働きかけと適応反応の関係

して、一般的に好ましいと考えられる適応（自然な適応）と、異常な傾向の適応反応（病的反応）に分かれて表出される。図の左に示される適応群は一般の正常者が誰でもおこなっているもので、その名のとおり「自然な適応」群とされる。それに対し、下に示される病的適応群は精神障害を発症する者がおこなって表出される疾患群である。

他方で自我同一性とは、時間的な持続性、一貫性のうちに立つ自己意識で、他者もそれを認めており、集団や社会の中で是認される役割を一貫して果たしているという自己評価、自信に裏づけられた肯定的自己像である。また「同一性の拡散」とは、後期青年期における自我同一性障害により、心理的、社会的自己定義を確立できぬ状態のことで、はじめは境界人格型の患者で記述された。

(6) 精神分析

フロイト（Freud,S.）によって創始された精神分析学の基本的考え方は、

① 人間の思考や行動は意志によって統制され、意識された活動によって現れるだけではなく、無意識的動機によって規定される部分が大きい

② 無意識的葛藤（例えば心理的壁に当たって選択に思い悩む）は、本能的欲動（自然な欲求活動）が自我の防衛機制（後述、p.18）によって抑圧されることによって生じるので、これを自由連想法など特別な方法によって意識化することで初めて症状が解消される

と、いった内容である。このように、精神分析学では一般的には難解な点も多いが、要は精神障害、とくに分裂病の無意識レベルでの発症機序を説明しようとする理論である。

(7) 精神分析学の方法

精神分析学では、神経症は心因、とくに無意識的心的葛藤によって生じると考えられるので、これを治療する方法としては心理的方法（精神療法）によって、無意識的葛藤を意識化して解消させることが必要になる。この精神分析理論は人間の精神活動に関する1つの見方であり、絶対的に正しいとは言えない。しかし、神経症については、簡易精神療法を含めて、やはり精神療法が主

体となるべきであろう。精神・心身医学の独特の臨床方法であるため、これについてはもう少し詳しく後述する。

(8) 適応機制（防衛機制）

個々の行動というものは、じつは自己の欲求を満たすためのものである。それらの欲求が満たされないとき、すなわち欲求不満（frustration）の状態では、緊張状態と強い不快感情が持続し、これは欲求が何らかの形で満足されるまで続く。そこで、種々の心的機制が必要となる。環境からの要請にも応じ、個体側の欲求も生かして、特別に大きな葛藤や不安を生ずることなく生活することを適応（adjustment）という。この適応を可能にするための様々な精神作用を適応機制と呼ぶ。これは精神分析学的に言えば防衛機制であり、いわば無意識の心的機制（コントロール）ということになる。

以下、ごく簡潔に、これら適応機制の個々の下位概念について説明を加える。

① 抑圧：自己を破局に導くような重大な欲求を無意識のうちに抑えつけ心の底に閉じ込めてしまおうとする心的機制。

② 補償：劣等意識を克服するため、それとは反対方向の価値を実現したり、弱点そのものを克服しようとすること。

③ 置換：自身や他者に承認されがたい感情を、対象を別のものに移すことによって解消すること。

④ 昇華：性欲・権勢欲などの基本的欲求を、スポーツ・芸術・宗教など社会的に高く容認される方向に転化させて解消すること。神経症の治癒過程や正常者でもみられる。

⑤ 投射：自己の感情や欲求を他人や物に向けることによる心的機制。自己の弱点や欠点を他人の中に見出して、その人を非難や攻撃したりすること。

⑥ 反動形成：欲求が満たせないとき、その欲求と正反対の欲求を発展させ、心的平衡を保つこと。小心者が虚勢を張る場合など。

⑦ 合理化：欲求が満たされないとき、耐え難い感情を理知的に処理し、つまり理屈づけて自分を納得させ、自己を正当化することで解消しよう

とすること。

⑧　空想：現実には満たされない欲求を想像で満足させること。白昼夢など。

⑨　退行：低い発達段階に戻って未分化、未発達な行動をとることにより、当面の困難を回避すること。幼児化など。

⑩　同化：自分にとって好ましい人や理想の人の思考や行動、性癖などを自分の中に取り入れて、真似をし、それによって自己の欲求の満足を図る。

ところで、以上のような適応機制は、人間が社会に適応するためのもので健常者にもみられるのである。しかし、欲求を本来の正当な方法で満足させるための努力が為されず、これが濫用される場合には適応障害というべきで、これが神経症の状態である。

2. 精神・心身疾患の原因

精神病の成因には、疾患により程度の差はあっても、遺伝素因と環境因（外因・心因）の両方が関係し、これらの関係が重要なのは内因性精神病の場合である。

内因とは「個体の内部に存在する病気の主因」であり、遺伝因や素質因とほぼ同様に使われることがある言葉である。ここで素質因とは、素質が原因となることであるが、素質とは病気に関して簡単に言えば、ある病気に罹りやすい傾向と考えてよく、遺伝的な素因と、発達期の環境的影響が加わって相互作用的に形成されたものである。したがって、ハンチントン舞踏病やフェニルケトン尿症のような脳の病理的変化や特定酵素の欠損という生化学的変化が遺伝的に起こるものは、内因性とはいわない。内因性精神障害とは、発病に際して個体の素因が主体となるもので、精神分裂病・躁うつ病・非定型精神病などがある。

遺伝と環境の関係を分析する方法に双生児法があり、内因性精神病の精神分裂病や躁うつ病などが一卵性双生児（遺伝子まで全く同一）の両方に発病する率（一致性）は60％前後であり、40％については発病に環境因が関与しているということになる。この環境因としては、分娩時障害のほか、感染症など重篤な疾患など、その他に精神的ストレスも関係する。

心因性の神経症全体の一致率では、一卵性が50％に対し、二卵性（兄弟と同じ）では40％で差はないが、強迫神経症の場合は各々82％、0％で一卵性がきわめて高く、遺伝素因や性格因の関与がきわめて高い、といわれる。精神疾患の遺伝の問題は可能性としてはあるが複雑である。

その根拠として、

① 同一疾患の出現する頻度が一般集団より血族関係における方が高い。

② 一卵性双生児の一致率が二卵性双生児における一致率より高い。

③ 両親の近親結婚の率が高いとき、劣性遺伝による疾患出現が多い。

④ 同じ系統の障害が血族に高い頻度で出現し、しかも発病する年齢的時期が共通している。

図2は、各疾患類型を身体の各部位別に位置づけて図式化したものである。器質的あるいは機能的であるを問わず、精神病は純粋に脳にのみ内因的な病変を有する病態であり、神経症は素因に加えて心因性に起こるもので多くの場合、多少とも身体的異常と関連がある。これらに対し、身体疾患は文字通り身体に原因があり身体に症状が発現するし、心身症は精神的な原因によるが自律神経を介し、主に身体各部に多彩な症状が現れる。人格障害等の境界型精神病は、精神病と神経症の中間に位置づけされる。

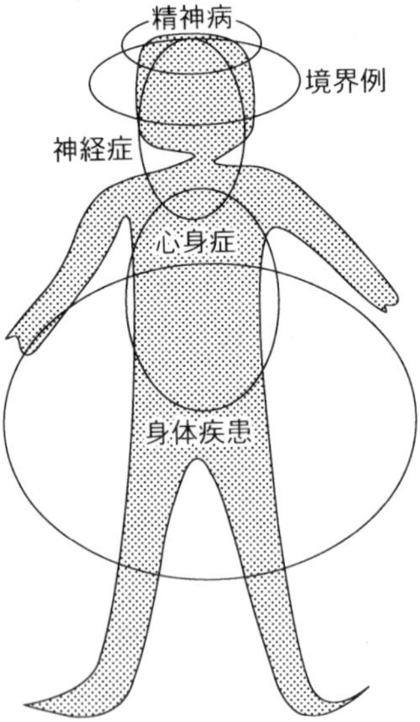

図2　各疾患類型の位置付け

III
精神・心身疾患の診察・診断および治療法

＊＊＊

1. 精神・心身医学における診察と診断

(1) 主訴と現病歴

患者や来談者（クライエント：以下「患者」でなるべく一括）が病院や医院を受診するのは、心身の状態に何らかの異常（症状）があり、医師や治療的(臨床的)カウンセラー（臨床心理士）等にその治療を求めるためである。この症状には、

① 日常生活における行動の異常

② 主観的精神内容の異常

③ 精神症状に随伴して起こる身体的不調

等がある。

診察では、まず最初に、患者が来院した理由（主訴）をよく聞き、次いでその主訴が現れてきた経過（現病歴）を詳しく聞いていく。ただこの作業は、必ずしも医師がおこなうとは限らず、診察前の病歴聴取としてコメディカル（通常は医師以外の医療関係者）がおこなうこともある。これを「アナムネーゼをとる」ということもある。

心身医学では、その臨床的もしくは医療的応用として「心療内科」という言

葉にあるように、身体症状を詳しくみられなければならないので、基本的身体診察は必要となることが多い。したがって、医師にその修錬は欠かせない。しかし精神医学では、患者の病歴聴取と現症（現在の状態）の把握は、医師やカウンセラーとの面接（インタビュー）によっておこなわれることから、精神科的診察は「診察」といっても、内科や外科での身体的診察というものとは異なる。

本当は区別はないはずでなければならないのかも知れないが、実際上はそう感じ戸惑う他科の医師は多い。しかし、いくらそれが一般的とはいえ、ほとんどの精神科医はその臨床の場で心身症の患者も診るわけであるから、心療内科におけると同様、必要に応じて身体的な健康診断はおこなわれるべきである。血圧測定や身長体重・体温などのバイタルサインのチェックは、精神科や心療内科でも日々の診察で、必要もしくは少なくとも治療方針の参考となることが多い。

また、とくに薬物治療をおこなっている場合、定期的な血液検査（薬物血中濃度を含む）・尿検査・心電図等は当然おこなわれるべきである。また、緊急時あるいは必要に応じて脳波検査・各部X線検査・ＣＴ・甲状腺その他のホルモン検査等も不可欠である。

(2) 精神・心身医学における診察および診断

精神医学や心身医学における診断は、内科や外科など身体医学におけるような身体診察と様々な高度な検査機器の結果をみての診断というものとはかなり異なっている。かなり異なるといっても、同じ医学分野であるから本質的にコンセプトは変わらないが、脳に由来する症状を診る限り、器質的疾患でなければ高度な検査機器もほとんど用を為さない。機能的であっても有用なものに脳波検査があるが、精神医学や心身医学において全ての疾患で万能の意義があるわけではなく、むしろ使える範囲は限定される。そこで、いきおい、精神・心身医学領域での診断の最も重要な役割を果たすものは、非常に基本的であるが、患者が示す様々な症状の注意深い観察ということになる。診断は、面接という診察手段の最終結果としておこなわれる。面接、したがって診察は診察室に一歩足を踏み入れたときから、観察として始まっている。ときに、患者が異常な言動があるときは、待合室で診察の順番を待っているときから受付スタッフ、医療事務職員そして看護師（看護婦および看護士）によって、あるいは自宅を訪問したときの状況を、家族や訪問看護師あるいはPSW（psychiatric social worker、精神科（心理）ソーシャルワーカー）によって、さらに場合によっては患者がこれまでに関わった施設や公的機関あるいは警察等から、医師にあらかじめ情報として詳細に伝えられることもある。さらに、近年は近隣の医療機関どうしの連繋で、どこで、どういう患者が、どんな治療を受けて、医療スタッフとの治療関係や医院での他の患者との関係行動などまで、他人に迷惑を及ぼす粗暴行為等の問題がある際はとくに診療情報として伝わってくることもみられるようになった。この種の情報は得てして非常に有用で、医師や看護師（精神科病棟では男性も多い）は、そのような情報であらかじめ医院スタッフや自分たちの身を守る準備をおこなうこともある。また、そういう自分の前ではけっして見せない、見せようとしない患者の心理や別の場所での状況や人間関係等の背景までも考慮した上で、診察室での診察と診断に集中するわけである。

患者の顔の表情、目つき、言語、話し方、言葉使い、反応の仕方、行動、意識状態などに注意してカルテに記録する。その他、食欲の有無や睡眠状態・時間、家庭や職場での人間関係やストレスの度合、生活リズム、様々な自覚症状等について、聞いていく。話すきっかけを与えると自分から進んで話していくことが多い。これらから診断のポイントとなりそうなことを記録していく。

最終的な診断は、その他に他覚症状や各種ホルモンを含めた血液・尿検査結果、脳波、心電図、心理テスト結果、臨床心理士によるデータや面接記録等を総合的に勘案して下すが、多くは診断の補助的役割をもつものである。一応すべての検査結果が揃うまで、仮の診断で対応せざるを得ないこともあるが、先にも述べたように、精神・心身医学領域での診断で最も必要とされるものは患者が示す精神症状であるから、それらを詳細に観察し分析することで、慣れた専門の医師には最終診断と大差ないことが多い。

2. 精神・心身医学の治療法

精神療法・薬物療法・身体的治療・救急治療法・環境療法等があり、主要なものについて、症状との関係の中で簡単に説明する。

精神病の治療は、一般的には、

① 身体療法、つまり病因や症状に対する治療（主に薬物療法、その他電気療法など）

② 精神療法

③ 生活療法、社会復帰療法（精神科リハビリテーション）

などがおこなわれる。①の薬物療法は言うまでもないが、②の精神療法や③の生活療法・社会復帰療法も重要である。

精神療法は、心因性精神病の治療には不可欠であるが、他の精神病にもその配慮は必要である。なぜなら、内因性精神病も、その発病に心因を含めた環境因が大きな比重をしめていたからである。この精神療法については、精神医学や心身医学という学問やその応用としての治療にとって、特徴的であり、かつ重要であるので、次項で詳しく説明する。

うつ病になりやすい人の病前性格は、執着気質で、几帳面・仕事熱心で融通性に乏しく完全主義が多い。したがって、過労に陥ったり、適応障害を起こしたりで、再発を防ぐには精神療法的配慮が必要である。精神分裂病患者も、いったん症状が寛解しても、困難な状況になったとき症状の再現をしやすいので、精神療法や生活指導で常に予防的配慮や作業療法・レクリエーション療法が必要なのである。

緊迫した危機的状況に直面している個人や集団に対して、そこから脱出させるべく積極的に、また迅速に効果的対応をおこなうことを、危機介入という。これを患者に対してもなすことがあり、それは自殺・心理的恐慌状態・急性発症の抑うつ状態や精神運動興奮、悲嘆反応・薬物中毒・アルコール依存・家出・非行などのケースである。ここで自殺は、自殺企図を含め、うつ病・精神分裂病・性格障害に多いことから、精神医学にとって重要な問題であり、その危機に直面している人間に対する支援は、精神医学にも大きな役割の1つである。

ところで、いわゆる興奮という現象は、医学的に正しくは精神運動興奮のことで、自分の意志では統制できない、精神的冷静さを失った状態である。例えば、にわかに多弁（休むことを知らない一方的おしゃべり）になり、支離滅裂なことを叫んだり、周囲の者に暴力をふるったり、器物を破損したりする。興奮状態は、ときに自分自身を傷つけることもあり、他にも危害を加えたりするので、早急に鎮静化させる必要がある。このような精神運動興奮には、薬物治療、とくに抗精神病薬のクロルプロマジン・レボメプロマジン・ハロペリドール等が有効で、その他に抗不安薬のベンゾジアゼピン系のジアゼパムな等の筋肉注射（筋注）や静脈注射（静注）をおこなうことが多い。

意識障害やせん妄状態には、器質性脳疾患（脳血管障害・頭部外傷・脳炎）、薬物中毒者の離脱症状、てんかん、ヒステリーなどの原因がある。アルコールを含めた薬物依存の離脱時には、全身けいれん発作を起こすことがある。この際は、上と同様、鎮静剤系の抗不安薬の注射をおこなうことも多い。

精神療法　psycho-therapy

精神療法やカウンセリングで大切なことは、まず患者との間にまずラポール(rapport)をつけることであろう。ラポールは、患者と医師の相互間での意思の疎通性であって、医師に限らずコメディカルも、患者とのラポールを得ることが肝要である。ラポール、すなわち治療者(ここでいう「治療者」とは医師とは限らない。来談者に対するカウンセラーまたは臨床心理士も、立派な「治療者」である)と患者との間にできた信頼関係は、相互の温かい思いやりの中に自然的に発生するものである。けっして、意図的に治療者側の態度のみで作れるものではないし、押しつけられるものでもない。受容的または共感的な理解の中で、言語的および非言語的な感情交流が十分にできる状態に至って、精神療法は効果的におこなえる。したがって、どちらかが未熟あるいは依存的もしくは欲求不満、さらには治療意欲に乏しい場合には、ラポールすら得られない。

精神療法は、精神分析法のように特殊な専門的訓練を受けた治療者が、一定の理論と方法で人格をその深層から再構成しようとするものと、特殊な訓練を受けていなくても一般的な知識と基本的な技術をもっていれば日常的面接や診察の中で行うことができるようなものに分けられる。前者は、精神分析的精神療法、標準精神療法などとよばれ、後者は小精神療法、簡易（通院）精神療法などとよばれるものである。とくに後者の方法は、一般医師や治療的カウンセリングにあたる臨床心理士の知識や技術としても有用である。

この簡易精神療法には、支持療法・表現療法・訓練療法などの概念が含まれ、主として神経症や心身症の患者やその傾向をもつ来談者を対象にする。

その要点は、以下のようにまとめることができる。

① 治療にあたる者は、基本的には非指示的で来談者中心的な態度をとり、患者の心境や苦悩を自由に話させて、そのまま受容し理解することに努力する。

② その際、患者が言語的ならびに非言語的に、自己を表現できるように環境を整えるなど、種々の配慮をする。

③ 患者と協力して、繰り返し問題点を整理し、その内的世界の再構成を助ける。

④ 治療者の価値観や人生観を押しつけない範囲で、必要に応じて、積極的に日常生活上の指導、激励、医学的啓蒙などを行う。

⑤ 患者の治療者への転移現象（患者がそれまでの生活史の中で、両親や教師あるいは上司のような権威者に対して抱いてきた感情や態度を、置き換えて治療者に向けさせること）に留意し、その処理を誤らないようにする（これと逆に、治療者も患者に対して好悪の感情や態度を非意図的に行っていることを逆転移という）。

⑥ 患者の心理の深層への介入はできるだけ回避する。

⑦ 睡眠リズムや食生活・運動習慣など生活指導的指示も、医学的根拠に基づいて適宜おこなう。

⑧ 治療者が医師の場合は、必要なときには薬物治療も躊躇なく併用する。

⑨ 治療者は、いたずらに心因の解明や短期間での効果を期待せず、患者の心理に変化が起こってくるのに必要な時間を十分に準備する。

精神医学　各論

I
内因性精神病

＊＊＊

1. 統合失調症（精神分裂病：Schizophrenia）

統合失調症は、2001年末に日本精神神経学会によって発表された新しい用語である。これまでは、長い間「精神分裂病」という言葉が使われていたし、一般の医療現場ではまだ今後もしばらくは普通に使われているかも知れない。「精神分裂病」という言葉のもつ響きには、支離滅裂な「連合弛緩」という一症状が強調されている。これに対し、統合失調症は、かなり広い意味内容を包含しており誤解は少ないかと思われる。語感はともあれ、ここでは、内容的には同様のものを説明するため、これまでの慣用語にならい、以下では主に「精神分裂病」の語句をそのまま使用させていただく。

精神分裂病は、主に青年期に発症し、幻覚・妄想を中心とした異常体験を訴える。かつては、思春期に発症して人格崩壊や痴呆様状態に至るということで、早発痴呆（dementia praecox）と呼ばれたこともある。この言葉は、今でも患者と最初に接したときのベテラン医師の患者に対する全体的印象を「プレコックス感」という言葉で使われることがある。早発痴呆という言葉から想像されるように、じじつ本疾患は慢性に進行し、治療しないでいると特徴的な自我障害、感情障害をきたし、やがて荒廃した人格障害に至る内因性精神病である。

この疾患は、一般人口の約0.7%の頻度で出現するといわれる。つまり、1000人いれば10人弱の者がかかっている確率があるということである。また、精神病院入院患者では、約7割の頻度での出現率とされ、男女差はほとんどないと考えられている。

また、発病期は青春期に多く、破瓜（はか）型、緊張型は若年に、妄想型は中年以降に発病することが多い。児童期にみられるものは5％前後といわれる。

破瓜 *Hebe* とは「若年」とか「思春期」の意味であるが、発病は必ずしも思春期という早い時期とは限らない。むしろ先に述べたように、青年前期、したがって20歳前後が多い。

よく体型的には、精神分裂病と細長のやせ形体型との関係があり、病前性格として非社交的、無口、まじめという性格傾向があるといわれる。この一定の性格的特徴を、「分裂気質」と呼ぶが、クレッチマーによると3型に分けられ次のようなものがある。

① 気難しく、他人と共感しない。（変人型）

② 対人的に、敏感で、傷つけられ易い。他人とのつき合いを避ける。（孤独型）

③ おとなしく、きまじめで、ユーモアがわからない。（従順型）

精神分裂病の発病には、幾らかの程度で、遺伝性が関与していると昔から言われてきた。じっさい、一卵性双生児における精神分裂病一致率は約70％、二卵性双生児では10％強といわれるため遺伝性が考えられるのは間違いないことである。しかし、養子にも多いという報告から考えると、広い意味での環境因も無視できない。その他、大都市の低所得者層に精神分裂病が多いともいわれるが、現在は明らかでない。しかし、このような社会的要因も、発病に関与している、あるいは少なくとも発病後の治癒過程には、社会的復帰に関して社会的サポート等の有無やその質は大きな意味をもつといわれる。以上のように、精神分裂病は遺伝のような生物的要因・心理的要因・社会的要因が複雑に関与すると考えられる。

精神分裂病の基本症状には、幻覚妄想、連合弛緩、実存機能喪失、現実との生きた接触感消失等があるが、精神分裂病の診断上、経験からみて意味のある症状を「一級症状」とする。妄想知覚は、知覚とそれに対する意味づけを同時に行うことであり、ブロイラー（Bleuler, E）の4A（Autism, Ambivalence, disturbance of Affect, loosening of Association: 自閉性、両価性、感情障害、連想障害）と並んで、分裂病の「一級症状」（first-rank symptoms）である。

シュナイダー（Schneider, K）の一級症状は、自己を批判あるいは問答する幻声・考想化声（自分の考えていることが声になる）・身体影響体験・考想伝播（こうそうでんぱ）（自分の考えていることが伝わって他人に知られてしまう）・考想奪取（自分の考えていることを他人に抜き取られてしまう）・妄想知覚などである。幻覚・妄想・作為体験・緊張性精神興奮などを陽性症状と呼び、感情鈍麻・意欲減退・滅裂言語・自閉などの陰性症状と区別して、しばしば使われたり、分類されたりする。

初期症状は、一般的には不眠・イライラ・不安・不穏・緊張・注意集中困難を訴え、ヒステリー・離人症・心気症・強迫神経症・抑うつ気分・被害妄想（食物に毒が入っていて味が違う、毒ガスが臭う等）などで始まることが多い。

当初は、患者自身がこのような症状に戸惑ったり、寂しさや非常に強い漠然とした恐怖感（世界没落体験）に襲われたり、不安感をもったりすることが多い。

以上の症状が、興奮を伴って突然発症することもあるが、多くは徐々に起こり、人を嫌い、仕事や学業から離れ、自分自身の世界に閉じこもるようになる。同時に身の回りもだらしなくなり、不自然で奇妙な言動が目立つようになってくる。幻覚・妄想・作為体験などは初期には自分でも奇異に捉え訴えられることも多いが、やがて自然あるいは当然のことと考えるようになる。

精神分裂病の症例　①

21歳、男性、大学生

大学入学後、地方から上京して、アパート生活に入る。1年次は、少しつき合いが悪い程度のごく普通の生活を送っていたが、2年次の前期に大学の講義の欠席が目立ち始め、後半からはほとんど大学にも来なくなった。大学近くの同じアパートに住む住人とも接触が少なくなった。冬休みにも、アルバイトがあると言って、故郷に戻らず、自分の部屋に閉じもったきりであった。1月に入っても講義に出ないため、心配した友人が担任教官に報告し、担任が実家に連絡を入れた。電話にも出ない息子を案じた両親が、とうとう上京し、アパートのドアを叩いても返事がないため、大家に頼んで開けてもらうと、部屋の中は何ともいえないモノが腐った臭いが充満し、台所はゴミの山であった。おそるおそる中に足を踏み入れると、染み着いた万年蒲団の上に座って壁をみつめて、何かブツブツとつぶやいている息子がいた。

大声で息子を呼ぶと、振り返って、ほとんど無表情の顔にニヤッと笑みを浮かべると、また壁に向かって何かを言い出した。息子を壁から離し、理由を聞くと「宇宙からの声が聞こえて自分のことや地球のことを聞いてくるのだ」という。その他、理解できない理由を生気のない顔に薄笑いを浮かべながら、ごちゃごちゃと独り事を言っている。

●●●

上の例では、説得して患者を精神病院に連れて行こうとすると、断固拒否し、「おかしいのはおまえたちだ」と言い張った。ほとんど満足した食事も摂っていない痩せた身体を心配した両親は、それでは内科へ言って身体の健康診断だけしてもらおうと説得し、ようやく心療内科へ連れて行くことができた。本例のように、分裂病患者では、自分が病気であるという認識（病識）をもたない例がほとんどである。そこで医師は、神経が疲れているようだから薬をのんでみないかと勧めるが、「自分はどこも悪くないからのみたくない」という。服薬拒否も陽性症状を示す初期段階には多い。しかし、服薬させないでいることは、種々の意味で危険が多い。

そこで、本例では「では眠りやすくする薬をあげるから、少し休んでから宇宙人と交信しなさい」と納得させて、抗精神病薬をやっと少量から服薬させた経緯がある。一度に十分な量を与えて効果を得る手もあるが、副作用を出現させて以後の服薬コンプライアンスを悪くするより良いと思われた。この例では、鎮静効果のため睡眠も徐々にとれるようになり、数週間後には幻聴幻覚も減り、少しまともな会話がとれるようになってきた。後は、服薬を継続させることが肝要である。

精神分裂病では、入院中の慢性型患者の1ないし2割程度に、水を必要以上に多飲する傾向があり、そのうちの5から10％程度に低ナトリウム血症と低浸透圧血症がみられ、著しい体重の日内変動としての増加と嘔気嘔吐・多尿・振戦・全身けいれん・意識混濁などの症状がみられ、さらに何度注意しても多飲という同じような行為をして上記のような症状を呈する、いわゆる「水中毒」に発展する者もそのうちの数%にみられる。最悪の場合は死の転帰をとることもあるので、注意しなければならない。

(1) 精神分裂病の類型

精神分裂病には、先にも触れたように、次のような類型がある。中心になるのは、破瓜(はか)型と妄想型である。その他、幾つかの亜型があるが、ここでは代表的なものにとどめる。

1）破瓜型

成人になるかならないか、つまり20歳前後から徐々に発病してくるケースが多く、慢性に経過し、最終的には人格荒廃に陥り易いタイプである。一般に発病は緩徐である。その初期は、神経症的あるいは心気症的症状を訴えたり、神経衰弱状態であったりするが、やがて他人を避け、仕事や学校を無断で休みがちになる。同時に、幻聴や被害妄想、関係妄想が出現し、警察や他人に狙われたり、悪く扱われたりすると言い出し、周囲を怖れ警戒する。しかし、幻覚妄想は、病初の断片的か一時期にのみ出現することも多い。すなわち、この病型では妄想幻覚はさほど顕著とは言えない。

むしろ、無関心・無為・異常思考・社会生活不能・奇妙行動などの意欲減退・滅裂言語・自閉などの陰性症状が目立ち、じっさいは事実と異なることも多いが、いわゆる変人や奇人と思われ易い。

感情は浅薄で不自然、ときに見せかけの爽快的な気分や子供っぽい態度（児戯的）であり、思考や行動にも、その人間としての統制やまとまりがない。最近の統合失調症という新しい病名は、この心理統制の消失または不能が中心病態の一つということもある。もちろん、次の妄想型や緊張型の病状を含めての統合性という意味も含まれている。

一般に破瓜型の予後は悪いとされ、そのまま放置して病状が進行すれば、滅裂思考・感情鈍麻・意欲減退等が目立つようになり、表情や意思疎通に乏しく、ひそめ眉・独語（独り言）・空笑（くうしょう＝そら笑い）・唐突な行動などが生じ、道徳規範も低下し最後には孤立して自閉的な無為（何もできない、何もしようとしない）の生活に至る。すなわち、直線的に進行するか、治療によっては病像の改善あるいは増悪（ぞうあく）を繰り返しながらも全体として慢性的に進行し、末期状態に近づく予後不良型といえる。

2）妄想型

発病は他のタイプに比べ、30歳前後と比較的遅い時期に発病する。陽性症状が主体で、妄想が主で、幻覚症状を伴うことも多い。人格崩壊は、比較的少なく、あっても時間をかけてゆっくりと起こってくる。

感情鈍麻や滅裂思考は少なく、意思疎通性も意外と保たれる。

妄想は、被害妄想・関係妄想・迫害妄想が多く、嫉妬妄想・誇大妄想（小さな事実を大げさに考える）・憑依妄想（ひょういもうそう）（モノにとりつかれたという妄想）などが出てくる。とくに被害妄想・迫害妄想が最多である。

過去の体験に、現在の経験も加わり、経過とともに妄想は次第に発展し、1つの大きな妄想体系を形成することが多い（妄想構築）。また、幻覚のうち、とくに幻聴もしばしば認められ、幻覚・妄想とも兼ね備えた病態が多く、どちらかが目立つ例もある。

精神分裂病の症例　②

28歳、男性、大学生

私立大学3年生。法律系の学科であるので、司法試験を受けて弁護士にでもなるつもりで、進学の道を選んだ。しかし、3年も終わりに近づいた時期に、あるゼミの女性助教授にみんなの前で恥をかかせられたことを根に思い、体調も壊したため自宅に戻った。その後も、その女性助教授に対するわだかまりは高く、カウンセリングの場でも常にその女性助教授の悪口を語っていた。イライラを伴う不眠不穏もおさまらず、いったん休学して、あと1年分の学費をアルバイトなどで貯金して戻ろうかと考えていた。アルバイト先でも、少しきついことを言われると、上司や会社の文句をぶちまけた。またこの頃には、もう弁護士の夢は消え、いつのまにか行政書士の資格をとるという夢に変わっている。さらに悪いことに、投与されている抗精神病薬を「自分には不要の薬」と決めつけてのまなくなり、その結果日増しにイライラ感もつのり精神状態も急速に悪くなっていた。ついに待合室の若い女性患者に言い寄り、帰り掛けに医院を出たところで待ち伏せをした。女性は怖くなって逃げたが、追い駆けたため、途中通行人に取り押さえられ、ストーカー行為として警察に突き出された。警察の取調室では「あの女の助教授のせいでこうなった」「電波が走って、この女性とあの助教授が、裏でつながっている。だから、自分の考えること、行動することが全部伝わってしまう」などと、了解不能なことを口走っているという。

●●●

本例は28歳であり、症状から妄想も目立ち、破瓜型とも妄想型ともとれる例である。しかし、全体的に見るとおそらく前者であろう。近年は大学進学率も増加しているので、大学生で発病する例が目立ってきた。本例も、最初の頃はおとなしく知的な大学生としての好青年に見え、やや話す内容に論理の飛躍や被害妄想的なものは感じられたが、重症とは思われず数ヶ月は薬物投与もせずに、しばらく精神分析療法のみで対応したものである。ただ、落ち着きもなくなり幻覚妄想のような陽性症状がみられてきた段階で、薬物治療を開始したものであるが、医師の指示にも従わず、服薬せずに病状を悪化させた例であった。もう少し早めに服薬に慣れさせ病識を多少得させた段階で、先の例と同様、服薬の重要性を認識させ、医師や心理士とのラポールの良好な確立を急ぐべきであったかも知れない。

3）緊張型

本型は20歳を過ぎた頃から突然に発病することが多いが、20歳前にも発症し得る。イライラ感や不安感、あるいは不眠、自己不全感もしくは違和感・緊張状態を前駆症状にもつこともあるが、多くは緊張性の激しい興奮を伴って不穏状態に陥るように突然に発症する病態である。

その後、昏迷状態（意識が清明なのに表情や行動などの意志発動が全く行えなくなった状態）になり、万事に拒否的、常同症（同じことを繰り返す）、衒奇症（奇を衒う）、反響症、命令自動症などが認められる。治療によってやがて精神状態は落ち着くことが多いが、病態の増悪を繰り返し、再発しやすく周期性の経過を示すタイプである。しかし、最終的には、多少の人格的欠陥を残しても、ほぼ寛解状態に達することが多い。

この他に従来は残遺型というものがあったが、精神病ながら比較的良い経過をとり、軽症で慢性型である。さらに、そのほかにもパラフレニーやパラノイアという病態がある。

パラフレニーとは、妄想型分裂病の中でも人格崩壊が少ないものをいう。また、パラノイア（偏執病（へんしつびょう）は、思考・意欲・行為などの過程は完全に保たれているのに、確固たる妄想体系が持続かつ発展していく病態）であり、生涯をかけて敵、つまり自分の権利を侵害するものと戦っていく好訴（こうそ）妄想は中心的態度と考えられる。よく映画にも主人公の形で現れることがあるし、世界の平和や秩序を脅かす狂信者といわれる集団も、この病態に含まれる可能性が高い。

その他に、例えば発明・迫害・恋愛・嫉妬などに偏執していく病態が比較的多い。したがって、妄想が前面に現れ、幻覚も人格荒廃も特にみられないものをパラノイアといい、病的ではあるが、必ずしもすべてが分裂病圏に入るとは限らない。

(2) 分裂病の予後

予後の良い場合は、①急性の激しい臨床経過を示したもの、②肥満体型のもの、③循環気質のもの、④心因が関与するもの、⑤躁うつ病像を呈するもの、などが比較的予後が良いとされる。

精神病薬の進歩により、治癒率は格段によくなった。しかし、完全に治癒する比率は約4分の1ほどであり、治癒せず荒廃に至る比率も約4分の1ほどであるといわれる。

図3は、精神分裂病の臨床経過をパターン別に図式化したものである。

①は、人生の時間の経過とともに、急速に人格の荒廃に至る最も予後不良なタイプである。

②は、その慢性型で、比較的時間をかけて荒廃に陥る。

③は、単調な変化でなく改善したり、増悪したりしながら不安定な臨床像の経過の中に荒廃していくものである。

④は、いったん急激な人格レベルの落ち込みを示すが、治療によって少し立て直し、その後はその状態を維持して慢性症状を残すものである。

⑤は、発病とともに急激に人格の荒廃に至るが、早期の治療によって回復し、

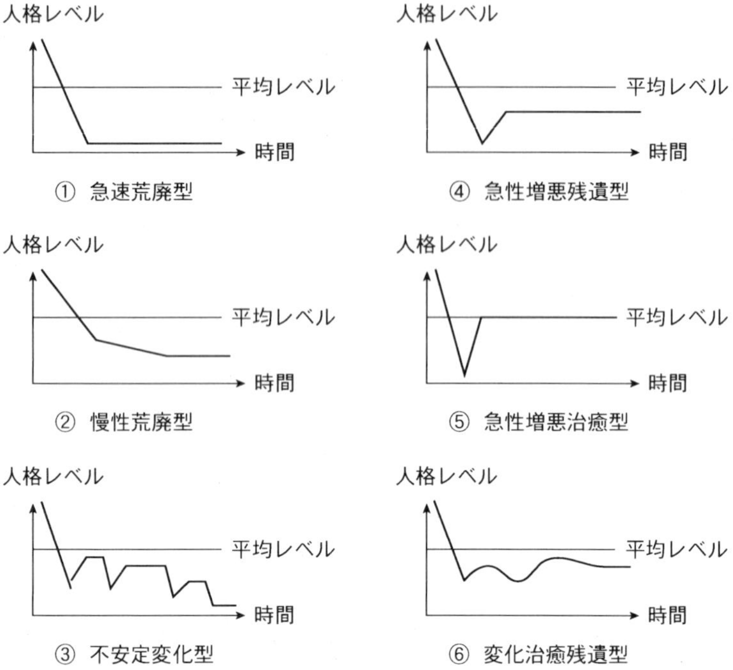

図3　精神分裂病の臨床経過のタイプ

ほとんど正常域にまで戻る治癒的なタイプである。

⑥は、人生の時間の経過とともに多彩な病像あるいは人格レベルを変化させつつ、多少の症状は残すものの、ほぼ治癒に向かって進む不安定なタイプである。

このように精神分裂病と一言でいっても、時間の流れとともに多様な臨床的変移を示す。

(4) 分裂病の治療

過去には一時期、電気ショック療法やインシュリン・ショック療法が治療の中心的であったこともあるが、精神病薬開発が急速に進み、現在では抗精神病薬（向精神病薬と書く場合もあるが、この場合より広義になる）による薬物治療が中心になっている。薬物療法は、意識状態を変えずに穏やかな治療が可能で、入院中心から通院中心の治療過程を推進することができる。すなわち外来治療が原則で、やむを得ないときのみ入院療法とする。もちろん、その際は病名や入院治療の必要性を患者や家族に説明し納得してもらうこと、すなわちインフォームド・コンセント(Informed consent)が必要であることは言うまでもない。

また、通院治療が可能なのは、自分の意志できちんと服薬できる、あるいは少なくとも家族の助けを借りても自分で服薬しようという意志がある場合、さらに家族との人間関係が破綻していない場合、などに限られる。

1）薬物療法

メジャー・トランキライザー（major tranquilizer）と呼ばれる抗精神病薬群が中心となる。このグループには、クロルプロマジンやレボメプロマジンに代表されるフェノチアジン系（商品名としてウィンタミン、コントミン、ベゲタミン、レボトミン、フルメジンなど）とハロペリドールに代表されるブチロフェノン系（商品名としてセレネース、インプロメン、リントン、レモナミン、ハロマンス（注射剤）など）が含まれる。これらの薬剤は、あらかじめ患者の身体的状態、とくに心臓をはじめとする循環器系や腎臓・肝臓の機能が正常であることを確認してから用いるべきである。

これらによって、幻覚・妄想などの異常体験を消失に向かわしめ、興奮を鎮め、少なくともこれらの症状を減弱、緩和させることが可能である。また、慢性化した病期には、逆に意欲亢進・自発性回復を目指すことができる。通常、投与は1日3回か、就眠前1回でおこない、服薬しないときや興奮がおさまらないときは筋肉注射をおこなうこともある。

メジャー・トランキライザーの薬物群の副作用として主要なものに、錐体外路症状（首が曲がる・舌がとび出る・身体がねじれるなどの急性ジストニアまたはジスキネジア、イライラじっとしていられない・坐っていられないほど落ち着かないなどのアカシジア、筋の固縮・運動減退・振戦などのパーキンソニズム（パーキンソン様症状）、モグモグなど口の不随意運動をする遅発性ジスキネジア等があり、これらの出現に対してはアキネトン、シンメトレルのような抗パーキンソン治療薬が併用して出されることもある。

また、抗精神病薬群の副作用として重要かつ重篤なものに、上の症状に加えて高熱が続き、無動緘黙（動かず押し黙る）、血圧変動、意識障害などの症状をみる悪性症候群というものがある。この際は、ときに致死的で緊急を要するため、抗精神病薬をいったん中止し、補液や筋弛緩薬等の薬剤投与によって早急に対応しなければ生命の危険に曝される。さらに、不眠や不安を伴うときには、マイナー・トランキライザーの薬物群（弱い睡眠薬や抗不安薬）を同時に用いることもある。

2）精神療法

分析的精神療法ともいうが、通院の短い時間などにおこなう一般的な簡易精神療法とはいちおう区別する。標準型精神分析などの精神分析療法が行われることもあるが、こんにちでは多くの場合薬物治療に対して補助的に併用されるため、本疾患への効果のほどははっきりしない。したがって単独で治療することは比較的少なくなっている。

3）生活療法・作業療法

生活療法や作業療法は、日常生活の指導やレクリエーション、あるいは種々の作業を通じて自発性を回復させ、社会復帰を促進させるために行うものである。

家族との密接な連携が重要であり、さらに医師・看護師・精神医学分野におけるソーシャルワーカー（PSW）・臨床心理士（CP）・作業療法士（OT）等の様々な職種の人間がチームを組んで当たることが必要である。

症状に応じて作業の段階や種類を決め、ときには入院中の患者を院外に出して、了解の上労働等の作業をしてもらうこともある。また、絵画や音楽を通じた芸術療法も行われる。

4）精神科リハビリテーション（社会復帰に向けた治療）

分裂病の急性期の治療であっても、家庭から通院しながら外来治療として行われるのが望ましく、家庭や地域社会の中での加療が理想とされる。また、入院後であっても､常に社会復帰を目指した治療計画がなされなければならない。

この理念のもとに考え出されたものが、次に概要を示す精神科リハビリテーション的治療である。

精神状態が安定化し、ある程度意欲を取り戻した患者が、さらに社会復帰に向けて進むために種々の施設や方法が考えられる。これには、デイ・ホスピタル（家庭から病院に通って、日中に、自立に向けた様々なケアやプログラムが行われる）やナイト・ホスピタル（夜間のみ入院し、日中は職場に通って仕事をする）、社会復帰施設（病院から家庭に戻る前の段階の施設である、精神障害者のための援護寮・福祉ホーム・授産施設（みんなで協力し合って創り出した商品を販売したりして社会での自立生活に必要な訓練をする場所）等がある。

5）電気ショック療法（電撃療法）

自殺危惧のひどい重症うつ病患者や昏迷状態にある者、あるいは向精神病薬がほとんど精神分裂病に無効なときの適用もあるが、技術を要し合併症も伴うこともあるため以前ほど頻繁に多施設で行われることはなくなってきた。しかし、上のような患者の一部には使わざるを得ないケースもある。

6）精神分裂病に近縁な疾患

分裂病の典型的な症状は出ていないが、次のような類分裂病疾患というべきものがある。

セネストパチー（体感異常症）の症例

51歳　男　高校教諭

肛門周囲に違和感･不快感を感じる。高校生の時にガスがよく出て、それを止めようと努力していた。25歳で高校に勤めたが、同僚に「臭い」といわれたので、パンツを見たら肛門周囲のところが汚れていた。以後、肛門科や胃腸科を廻ったがよくならず、当院来院。家族に対してはとくに時折ヒステリックで攻撃的になる。抗不安薬以外(抗精神病薬等)は捨てていると妻から連絡あり。しかも抗不安薬は2日分をのんでしまい、家では寝てばかりいる。

●●●

高校時期以来の体感異常症で、幻聴やうつ状態はみられないが、コンプライアンスの悪い分裂病圏もしくは非定型精神病圏の病態であると考えられる。少なくとも神経症レベルではない。抗精神病薬と抗不安薬とスルピリド、抗コリン剤等の薬物治療と分析的精神療法で治療にあたった。もともとは、いわゆるモラトリアム型で大学の理学部で留年し、「すぐに社会に出たくもない」から大学院に入り1年間在籍したがゼミにも1回も出ず、保護者の勧めもあって結局「勧奨退学」という形になったものである。何とか教員採用試験に合格したが、最初から教育や生徒指導にはほとんど関心もなく、単に為すべき職が見つからないと「生活の糧を得る場」として教職を選んだものだから、生徒がむしろ不幸であったかも知れない。インテリジェンスが高いのが逆に災いし、気が小さい割に医師や看護師の指示を守れず、外面は良いが家では傲慢でだらしなく、家族からも見放されて回復・改善の悪い例である。

ちなみに、セネストパチーとは、脳が腐る・内臓がとび出るなど、全身もしくは身体の特定部位に感ずる異常幻覚症である。

2. 気分障害（mood disorders：感情障害）（affective disorders、感情病・躁うつ病）

気分障害という概念はDSMIII-R（精神障害分類・診断基準3改訂版：現在はIV版）で初めて用いられた比較的新しい分類に含まれる。したがって、従来からの、感情病や躁うつ病という言い方のほうが馴染み深い人も多い。じじつ、もう1つの国際分類であるICD-10（WHO国際疾病分類10版）では、気分（感情）障害という双方の意味が含まれた用語が使われている。用語はともかく、この疾患分類には、文字通り、感情の変化すなわち主に爽快気分と抑うつ気分を主要症状とする。躁状態（はしゃぎまくりたい爽快な気分）と、うつ状態（暗く沈んで何をする意欲も起こらない気分）とが周期的に繰り返すことが多い。しかし単独発症では、分裂病のように人格荒廃に至ることはない。

気分障害の特徴は、原因的には内因性の精神障害で、感情ないしは気分の動揺とする一定の症状を呈し、その経過は周期性であって後に何ら精神的欠陥を残さない。病型としては、２つの病状を繰り返す双極型と、どちらか一方の病態のみで終始する単極型とがある。初発年齢が30歳未満では双極型が多く、30歳以上では単極型が多いといわれる。このように、躁うつ病とは、一般的には上の２つの病状を繰り返すタイプであって、両極端の対称的な症状を１つの疾病としてまとめると気分障害という範疇（カテゴリー）に入ることになる。

出現頻度は、従来より一般人口の0.5％前後の頻度であるといわれてきた（高齢者を母集団にとれば10倍以上になる）が、かつて神経症と呼ばれてきた者の中に内因性うつ病の軽症例がかなり含まれていることがわかってきた。したがって、これら軽症例や内科や産婦人科に通っている例を含めると、10％近くが何らかのうつ症状を有しているものとされる。男女差については、一般に１：２で女性のほうが男性よりも多い、といわれる。生活水準も不思議と中流以上の家庭に多い。躁状態よりも、うつ状態の方が多く、とくに発病が遅い者ほど、うつ状態が優勢を占める。一般に発病期は分裂病より遅く、30歳前後が多い。また50歳後にも大きなピークがくる（初老期うつ病）。

体型との関連性は、肥満型と相関関係を認め、循環気質が病前性格として多いといわれる。循環気質とは、社交的・善良・親切・明朗・ユーモア性・活動的・物事を苦にする（マイナス思考）という性格傾向がある。さらに、この傾向を発展させてメランコリー型性格（何事においても正確さを志向し、責任感が強く、几帳面で、勤勉でもあるが、融通が利かない。また、他人との仲を意識し過ぎて、他人のために尽くそうとするタイプ等）ということがあり注目される。

もともと本疾患は内因性であり、必ずしも精神的・社会的きっかけのみで起こるということはないとされる。たしかに、失恋・失職・家庭内不和・離婚・大切な人の死亡などの、いわゆる本人にとって重大な精神的ショックで発症するものもあるが、これは反応性うつ病といって従来から区別して考えられていた。しかし近年は、それほど厳密に区別することが少なくなっている。ただし一般には、初回の発症時には誘因が大きく関与しても、病相を反復しながら、誘因なしでも発病することが多くなるともいわれる。

客観的にみると、喜ばしいこと（例えば、昇進・出産等）でうつ状態を招いたり、逆に悲しむべきこと（葬式などの場）で躁状態になって周囲が驚くことがある。つまり、躁状態とうつ状態は、紙の裏表のようなもので、表裏一体化すると感情障害になる。引越しは、一概に嬉しいとも悲しいともいえないが、多くの場合は転居が主婦にとって精神的および身体的負担になり、それがきっかけとなって発病することも多い。これを「引っ越しうつ病」と呼ぶこともある。

双生児法の研究では、一卵性双生児における一致率は70から90%と高く、二卵性では20から30％と遺伝性が強いといわれる。しかし、それがすべてではなく、環境因も否定できない。

現在は、身体的あるいは生物学的原因として、脳内物質とくにモノアミン類（セロトニン、ノルアドレナリン等）の減少が考えられ、カテコールアミン（ノルアドレナリン等）の増加が躁状態を、減少がうつ状態を引き起こすとも考えられている。

(1) 気分障害の基本症状

1）躁状態

躁状態とは、一言でいえば、はしゃぎまくりたい爽快な気分であり、気力が充実、自信と希望に満ちあふれているようにみえる。しかし、一方で精神運動興奮を伴っているため、自分の考えや行為が妨げられると、容易に刺激的になり、些細なことにも激怒し、家族をはじめ周囲の人間に対し攻撃的になりやすい。さらに、多弁、多動となり、ときに傲慢、尊大とも見られやすい。その結果、周囲の人間関係が気まずくなり、摩擦を起こしやすい。そのため家族や周囲の人間も、躁状態にある患者の言動と、これまでの人格と同様に真摯に付き合うことによって、非常に疲弊することが多い。

患者は、多弁・多動であるため、たえず何かを企画し次から次へと行動に走る（行為心迫）。しかし、その多くは中途半端な形で終わる。話の内容は、次から次へと途切れずに移り（観念奔逸）、ときには支離滅裂な内容となる。注意集中は、本人も、聞かされる方も困難である。次第に話の内容は誇大化してき（誇大妄想）、空想的にもなるが、高揚した気分からは他にも十分理解できる範囲である（統合失調症と異なる点の1つ）。

被害妄想が目立つ例もある。大言壮語し、他人に物をあげ、浪費したり、借金を繰り返したり、無遠慮になったりする。化粧や服装が派手になり、性欲も亢進する。ときには、大声で怒鳴りちらし、暴れることもある。家の中、部屋の中も、派手に飾ることもある。

身体的には、不眠や性欲・食欲の亢進がみられるが、興奮がひどいときはかえって食べられず、やせてくることもある。飲酒すると興奮は倍増する。通常は知能・意識の障害はない。睡眠障害は必発だが、躁状態であれば入眠はよくても、午前2時、3時には早くも起床し、あれこれと活動を始めて周囲に迷惑をかけることもある（早朝覚醒）。

2）うつ状態

うつ状態とは、一般に、暗く沈んで何をする意欲も起こらない気分をいう。すなわち、気分は憂うつで悲哀感に満ち、気がめいり、表情も沈み、常に淋しいと訴える。不安や焦燥感を訴えることもある。

精神運動制止を伴い、何をするにも億劫がり、やる気が起こらなくなる。考えようとしても考えや着想が頭に浮かばない（思考制止）、自信がなく判断力や決断力が低下するため思考のテンポが遅く、質問に答えようとするが返答が遅過ぎ、話についていけない。ひどくなると、話しかけても応答がいつまでもなく、うつ病性昏迷の様相（意識がはっきりとせず、何をしていいかわからず、ただウロウロとするような状態）を呈するようになる。動作も緩慢となり、いつもしていた簡単な仕事さえできなくなる。極端なケースでは昏迷状態となり、無口になる。少なくとも、口数が減り、話も途切れがちで、話す内容も自己卑下がちで、悲観的内容が多く、微小妄想（財産や地位など、すべてに関して自分は取るに足らぬ小さな存在と確信する。貧困妄想を含む）、罪業妄想（周囲の者みなに迷惑をかけてすまないと思う）、心気妄想（治らない病気にかかってしまったとか、身体中あちこちに異常があるなどと確信する）が中心となって、これに被害妄想・関係妄想などが加わることもある。このような、妄想または幻覚を伴った、ひどいうつ状態を大うつ病（精神病性うつ病）と呼ぶことがある。

ここで重要な点は、抑うつ気分による自殺企図（自殺を企て未遂にまで至ること）であり、症状の軽快期に意外と多いが、この疾患では常にその危険性はあると注意すべきである。ちなみに、精神病による自殺は、うつ病と分裂病に多い。

抑うつ気分は早朝や覚醒時に特にひどく、多くのケースで午前中いっぱいは調子が悪く、夕方頃になってようやく少しは改善する（気分の日内変動）。もちろん、一日中、気分が晴れない例もある。

不安や焦燥感のほかに、離人症状（自分が自分でないような感覚が生じる）や強迫症状（ばかばかしいとはわかっていながら、その行動を修正できない）が出ることもあるが、うつ状態の改善と共に消失する。

身体症状としては、食欲不振、便秘、体重減少、不眠がある。性欲も減退する。落ち込んで元気がないため、知能低下（老人では痴呆）と間違われることがある。

また、うつ病性の疾患をもつ患者は、医師やカウンセラーと普通に会話をしていても、ある内容に話が及ぶと突然、涙を流して静かに泣き出すことがある。もちろん、その行為自体が自責の対象になり、すみませんと謝りながら涙を拭いている。そのうちに自然と流涙は止まる。したがって、比較的明るかった人が、いつの間にか元気がなく「涙もろい」性格に変わったとすれば、それ自体注意すべき症状の1つであろう。

3）気分障害の病型

気分障害は、大きく分けると、単極性と双極性の2つになる。

単極型（性）：躁病とうつ病の、どちらか一方のみを繰り返すのを、単極性躁病または単極性うつ病という。

双極型（性）：比較的多いのは、双方の状態を交互に繰り返す双極性タイプである。現在の状態いかんで、双極性躁病または双極性うつ病と呼んでいる。総称して、躁うつ病ということもある。

その他の型：躁病には、軽躁状態といわれる正常範囲に比較的近い状態もあり、また他方で、うつ病には治療効果がなかなか表れにくく遷延化する重症うつ病（遷延性うつ病）の病型がある。また、年代によって罹りやすくなる初老期うつ病、更年期うつ病、あるいは身体症状や神経症症状が前面に出て精神状態（抑うつ感情）が見逃されやすい仮面うつ病（masked depression）、一過性にうつ状態に陥る軽うつ状態などがある。これは、その名の通り、うつ状態が身体症状に隠されて（マスクされて）いる「うつ病」であって、内科的治療では本質的に改善しない。さらに、分裂病や他の脳疾患、精神疾患にも、一過性に部分的にみられることがあるため、区別が難しいこともある。

反応性うつ病と内因性うつ病の区別は、はっきりとした外部の影響を受けた原因（心因）があり、症状の動揺がみられ、他から影響を受けやすく、罪業感の少ないものが反応性であることが多い。

躁うつ病は、20～30歳代と50～60歳代に2つのピーク（多くはうつ状態のピーク）があり、各病相は数週間から数か月持続して次の相に移行する。治療しないで放置すると、うつ状態は約半年間かそれ以上1年間近く、躁状態も少なくとも3か月間程度は持続する。治療を行えば予後は良好なことが多いが、一部の例で遷延化し、あるいは慢性化して、重症うつ病となる症例もある。いずれにしても、経過中には自殺の可能性に十分留意することが大切である。

急性ストレス反応、うつ病性昏迷、転換性障害等の症例

29歳　女性　保育士

昨年末に大好きだった祖父が病死し、恋人とも事情があって別れた。心理的に不安定だったという。いろいろあって、慰安旅行のために園長から預かったお金の一部（数十万円）を、気がついたら私用に使ってしまっていた。1月に2週間ほど前に同僚と1週間オーストラリアへ慰安旅行した。同僚もうすうす気づいており、オーストラリアでも楽しくなく、他の同僚が自分を噂していると思った。

すると、いつのまにか言葉が出なくなっていた。帰国後も、物音におびえるなど異常行動が多くなった。戸が締まる音で「警察が来る」とおびえた。5歳児の年長児クラスを担任しており、卒園に導けなくなったことで焦っている。

●●●

保育園の公金着服・横領に伴う罪悪感から、急性ストレスを伴う環境反応として失声の転換性障害をはじめ、極度の不安・不眠とうつ病性昏迷、仕事復帰への焦燥感等の症状が顕著にみられた症例である。本例は睡眠剤と抗不安薬と抗うつ薬、精神刺激剤と簡易精神療法で治療し、改善して職場復帰ができた。

(2) 躁うつ病の治療

1）躁病の治療

躁病は気分が高揚している状態であり、周囲に迷惑や危害を加えることもあり得る。したがって、あまりにも社会常識をはみ出した逸脱行為の際は、精神分裂病同様、入院治療も考慮する。

薬物療法では、抗精神病薬としてメジャー・トランキライザーの薬物群を使うこともあるが、近年は抗躁剤として炭酸リチウム（リーマス等）やカルバマゼピン（テグレトール等）を用いることが多くなっている。これらは抗躁の効果もあるが、気分の変調を安定させるのに役立つとされる。ただし、胃腸障害・せん妄・けいれん発作などの副作用を予防するため、血中濃度を定期的に測定しチェックすることが必要になってくる。炭酸リチウムは、副作用に十分留意すべきだが、躁・うつという病相の周期性変化の改善効果も期待される。他方で、精神面の配慮も必要で、刺激的な言葉は慎んだ方がよい。

2）うつ病の治療

自殺の危険があったり、食事をとらずに身体衰弱が目立ったり、内服をしないときは、入院治療も考慮する。一般に、精神的負担を軽くするため、仕事などは休んで休養加療することが大切である。

薬物療法では、三環系抗うつ剤のアミトリプチリン（トリプタノール等）やクロミプラン（アナフラニール等）などを用いることが多いが、四環系抗うつ剤のマプロチリン（ルジオミール等）やスルピリド（Sulpiride、ドグマチール等）などもよく使われている。近年は、三環系や四環系抗うつ剤が効果のないときや遷延例に対し、SSRI（セロトニン選択性再取り込み阻害剤）やSNRI（セロトニン・ノルアドレナリン選択性再取り込み阻害剤）がしばしば用いられるようになってきた。また重症例に対しては、上述の薬剤やアモキサピン

（アモキサン）やメチルフェニデイト（リタリン）などを組み合わせて使用することもある。多くの場合、抑うつ症状のみでなく、不眠や不安等の症状を伴っており、これらの対応も考えると必然、投与薬は多くなる。しかし、この場合、どうしても薬剤の相互作用や副作用、あるいは耐性の問題が生じ、できるだけ単純化して、薬物療法以外の他の生活指導や治療法を考慮することも大切である。とくに高齢者には、このような治療に対する考え方、発想や工夫自体が重要である。その他、再発防止のため発病状況に対する認識、自殺予防の契約、受容的・共感的・支持的な精神療法的接近も必要である。ちなみに、これら抗うつ剤の副作用として一般的に多いものは、口渇・便秘・パーキンソン様症状などがあるが、最近の新しい薬の多くは、その副作用も徐々にではあるが減少しつつある。

躁うつ病・自傷行為・過換気症候群・摂食障害・自殺ノイローゼ・不眠症等の症例

32歳　女性　主婦

「体がだるい、眠れない、食欲がない」といった主訴で来院。調子の良い時と悪い時の波が激しい。29歳で過呼吸の症状が出、体重減少も著しかった。父は定年退職後、近郊に引っ越して住んでいるが、母はそのまま隣県に在住。父を一人にして、自分が母のもとで生活することはできないと考えている。夫は同じく隣県で水商売を営んでいる。デイケアに参加するようになったが、姉が自殺してからは「気分は最悪」でほとんど横になって休んでいる状態であった。告別式で過呼吸発作も起きてしまった。睡眠も4時間程度で、食欲がなく、倦怠感も顕著で、抗うつ薬の入った点滴を希望する。発作が出たり、泣いていたり、自覚がないのに自傷行為をしていたりと不安定であった。ついに父の見ぬ隙を窺って自宅2階にて服薬自殺未遂。

生活歴では両親が離婚。夫は当地と隣県との間を行き来している。既往歴では16歳時に摂食障害、25歳のとき過呼吸のため内科で安定剤や睡眠剤をもらって治療した。家族歴は、姉と兄がいて兄はハワイ在、姉は隣県の精神病院に入院中（その後服薬自殺）。性格は、真面目だが自尊心は低く、消極的な印象である。

現症や臨床検査で、無月経（＋）、血液・尿では一般項目、ならびに甲状腺機能も正常範囲であった。心理テストは「書く気になれない」「活字は見たくない」と常に拒否。身長153cm。体重の変化は初診時39kg、以後40kg前後を推移、最大で42kg。最低で36kgのときもあった。

●●●

本例は調子が良いときと悪いときの波が激しく、それも数日毎の激しい変化であった。過呼吸発作への予期不安も常時あった。診察時も目を上げず、涙を見せることが多い。過去の種々の治療経験からの医師不信と薬物治療に対する過敏性も当初はみられた。服薬の自己コントロールと、アルコール依存症（精神的依存）。不眠・嘔気嘔吐が毎日のように起こる。根強い食思不振と摂食障害があり、栄養障害や脱水が懸念されたので電解質の点滴も行った。幼児体験（酒乱で暴力的な父親と神経質な母親の間での家庭崩壊）も彼女の精神分析をするに当たり重要な問題になり、思い出すことで本人も辛いので入院を希望するも、父の世話と子供の養育を考えて行動ができない苛立ちがあった。診察中も、自分の居場所がないと泣くことが多かった。「昼が怖い、光が眩しい、このままずっと夜であってほしい」と、面接時でもサングラスをかけていたこともある。インターネットで見知らぬ友人とチャットするときが唯一の安らぎと感じていた。公費治療による自責の念もある。（自分の病気のために公費を使って）ごめんなさいと涙をみせることもあった。ほとんど毎日の点滴治療も続いた。調子が悪いときは、自分の身体じゃないような感じ、という離人症的傾向があり、自分が自分でいるのが怖い、眠剤をビールで飲むと眠れるなどとの強迫症的行為も出現していた。頻回のリストカットも見られ、家に戻りたくない、との帰宅恐怖も出ていた。最終的には、休日で実家から戻った後の、発作的な自殺未遂行動があった。

本例は、重症うつ病であるが、これについては、難治性うつ病あるいは遷延性うつ病とほぼ同義とされているが、その本態および厳密な定義は不明である。もとより軽症あるいは中等症も含めて、うつ病は治療法に大きな違いはないが、軽症うつ病と同様に行ってもまったく改善の兆しがみられないと感ずることも多い。しかし薬物治療にほとんど反応しないケースも多い。いろいろな文献を読んでも、これといって新しく参考になるものが少ない。電気けいれん療法が速効性があるといわれても、多くの医師にも患者にも抵抗性はあろう。いろいろ試して、かなり改善し良くなってきたと思われた時期での自殺未遂である。デイケアのない休日の医療対応も今後考慮すべきであろう。相当苦しかったのだろう、2階にビールを数缶持って上り発作的に残っていた薬の大量服薬をしてしまった。家族がバラバラで、家族や社会のサポートがなかったことも本例で学ぶ特記すべき問題点の1つである。

対症的に多種類の薬物を併用せざるを得ないことも多く相互作用の危惧もあ

った。重篤な睡眠障害の存在と食欲不振がひどく身体面での治療も要した。うつや摂食障害などの疾患では、栄養障害や脱水・貧血もあり、毎日のように点滴を受ける患者も存在する。食事をとっていないので、胃潰瘍等も生じたり、他の薬物服薬の副作用も出やすいというディメリットもある。本例は、全体的には表情はいつも暗く、抑うつ的で沈みこんでいた病像であったが、ときおり快活な時期もあり笑顔や多弁もみられた。したがって、躁とうつが比較的短い周期で交互に起こってくる例と思われた。本病態の家族的集積性が母系にあり、発病には遺伝的負荷も関与している可能性があり、内因性のうつ病（短周期双極型）と診断されるべき例であろう。自殺未遂も起こし、治療で病態が改善しつつある時期に気をつけるべき例であったこと、家族や周囲のサポートなど多くのことを、再認識させられた例でもある。

3. 非定型精神病

上でみてきた分裂病と躁うつ病という２大精神病のほかに、そのどちらとも判断しかねるような中間の疾患群があることがいわれてきた。つまり非定型精神病とは、主として精神分裂病と躁うつ病の間で診断上いずれかに分類しにくい精神疾患のことを指している。

横断的にみた症状、つまり病像は、急性の幻覚妄想状態や急性錯乱などの精神分裂病状態であるが、その臨床経過は躁うつ病に似て周期的であり、一時的であってもほぼ完全に元の状態に戻る（寛解する）症候群である。

一方で再発もしやすく、発症のきっかけに身体不調や心因が認められることも多く、一般的には遺伝負因が強い。治療は、病像に応じて、分裂病と躁うつ病に準じた治療を行えばよい。

急性ストレス障害、非定型精神病等の症例

38歳　男性　高校教師

私立の名門進学高校教諭である。しかも最終学年の担任（主任）でもある。秋に入っての受験追い込み時期、担任していた生徒が自殺した。その対応に追われる傍ら、空耳らしき声が聞こえるようになった。来院時も、うつ状態で眼を伏せ頭を垂れて沈んでおり、声も小さく、逆にときどき興奮状態になる。その後しばらくは何もなかったが、最近は男女問わず周囲の者すべてが自分のことを噂していると思うようになった。しばらくすると声も出にくくなったと感じているが、幻覚や妄想というような症状はない。

●●●

名門高校の学年主任と担任という重責のほか、進路指導等で疲弊していた上に、自分のクラスの生徒の自殺によって、疲弊性の抑うつ状態と自律神経の失調を生み、環境反応的に一過性幻聴として声が聞こえた可能性が高いが、一方で精神分裂病的疑いも否定できない。睡眠剤とスルピリド、抗コリン剤の薬物治療と簡易精神療法等で治療を行い、かなりの改善をみた。本例で、もし持続的に幻覚・妄想などの症状が目立って示していたら、分裂病圏として最初から対応したと思われる。

II
身体因性精神障害

＊＊＊

1. 症状精神病

症状精神病とは、全身性感染症、内分泌疾患、代謝性疾患、膠原病などの全身性疾患に基づいて発現する精神障害で、これら基礎疾患の症状として精神症状がみられるものである。つまり、脳以外の身体疾患に罹患した際に出現する精神症状を伴う精神障害を総称しているが、脳実質の障害による精神障害は器質性精神病といって区別することが多い。ただし身体疾患によっては、脳実質の器質性変化を引き起こすこともある。

しばしば見られる症状は、せん妄・もうろう状態・幻覚など多少とも意識障害を伴う精神症状が中心となるが、原因となっている身体疾患の状態の変化とともに推移する。この基礎となっている身体疾患としては、急性の感染症、とくに腸チフス・肺炎・結核・インフルエンザ・マラリアなどの際にみられる。

心臓疾患では、脳の循環障害を引き起こすときに起こり易く、肝臓疾患では重篤な疾患、例えば劇症肝炎・肝硬変のときに昏睡や意識障害、羽ばたき振戦などが起こる。

心臓洞機能不全症・心気症・肺気腫・気管支喘息の症例

69歳　男性　会社役員

昨年末、会社役員同士および客人とレストランで会食中、ビールを数杯飲んだ後、突然軽度の呼吸困難とめまいを覚え、失神して倒れ意識消失した。すぐに救急車が呼ばれたが、到着前に意識は回復、この間数分であった。その後何事もなく会食も終えた。しかし不安になって帰宅途中、近医受診して調べた血圧・心電図等では、特に異常を指摘されなかった。週末には出張をしたが、出張先でも何の症状もみなかった。しかし、不眠および腹痛や下痢などを伴う高度の不安状態が出現するようになり、心療内科受診し、精査勧められたため入院となった。

既往歴では、小児期から気管支喘息がある。また30年程前に肝炎、10年程前に胃潰瘍の病歴を有す。家族歴では息子が29歳時に肝癌で死去している。

安静時の血圧および脈拍は正常範囲で、現症や検査所見に異常を認めない。検尿や検便でも潜血（－）、虫卵（－）。血液検査で異常なし。胸部X線で肺尖部の胸膜肥厚、横隔膜下降、下肺野の軽度網状陰影を認めた。安静時心電図で軽微な異常所見のみ。

●●●

本症例は、入院後は胸部症状等を訴えることはなく、失神の既往があるという以外見かけ上は全く健常人と変わらなかった。糖尿病など代謝系及び内分泌系疾患の既往症もなく、血液所見も高脂血症をみる以外は正常であった。安静時心電図でほとんど問題所見はなく、聴診でも心音は微弱、臥位にては聴取できなかった。心臓超音波検査を施行したところ、左肺が心臓を覆っていた。心臓拍出能は79%と良好に保たれ、低拍出性の脳虚血発作は考えにくい。胸部X線の所見から、また呼吸機能検査でも拡散能低下を伴う閉塞性換気障害と疑われた。さらにその長い喫煙歴を考慮しても、呼吸系の診断では肺気腫が考えられる。一方脳波では異常なく、頭部CTでも異常所見は見あたらなかった。外泊時のホルター心電図を解析したところ、RR間隔の延長、心拍数160台の洞性頻脈があるかと思うと40台の洞性徐脈等を頻回に認められたため、心臓の洞機能不全症（Sick Sinus Syndrome：以下SSS）と診断した。SSSでは、失神発作が起こり易く、現症および状況からみて慢性閉塞性肺疾患の低酸素血症による失神発作は考えにくいと思われた。また気管支喘息発作の様態もみられなかった。SSSでは過労やストレス等が重なると、失神発作がより起こり易いともされ、本例では高齢でかつ会社役員という要職を担っており、その可能性がある。またSSS発症によって、不眠および高度の不安状態が出現するようになったことから、状況不安あるいは予期不安が生じたものと思われる。さらに心気症傾向の悪化に伴い、役員業務の多忙な会議中などに「突然目の前が真っ暗になり周囲がグルグル廻って立っていられない」といった症状がたびたび出現するようになり、ストレス性あるいは心因性のメニエール症候群の合併が考えられた。

まずSSSの内科的治療としてはatropin（0.6mg）で対応した。さらに、神経性の腹部症状に対してはSM散、気管支喘息や肺気腫による呼吸困難、およびその予防のために気管支拡張剤を投与している。メニエール症候群のめまいに対しては、抗不安薬のほか、内耳循環調整剤を投与し、加えて簡易精神療法を継続しておこなったところ、めまい症状も改善した。喫煙に対しては、肺気腫が進行しているため、行動療法や簡易精神療法を介して、厳重に禁煙指導をした。

本症例は、小児期より気管支喘息があり、中年以後は胃潰瘍の病歴を有し、メニエール症候群やIBS様症状も伴うことから、身体化症状が出現しやすい傾向にあると考えられる。さらに、会食中、突然の呼吸困難とめまいを覚え失神して倒れ意識消失したことで、不眠および腹部症状を伴う高度の不安状態が出現したものである。その後SSSと診断され、心臓の機能性病変でもあり、また器質的な病変である肺気腫も併発したことから、心気症的不安状態は一層つのり、心身医学的に簡易精神療法や認知行動療法による対応も不可欠と考えられて治療を行い、良好な改善をみた例である。

さて、次に腎臓疾患で尿毒症に至るような疾患では、意識障害も起こることに注意しなければならない。また、人工透析を行っている患者に透析後の症状が出現することがある。

ビタミンの欠乏で、紅斑（こうはん）・水疱（すいほう）・落屑（らくせつ）（皮膚が剥がれ落ちること）、下痢や便秘等の胃腸障害と共に、精神症状（うつ状態・不安・ヒステリー・無気力・神経衰弱等）を呈することがある。

糖尿病では、不安・抑うつ・心気状態になることが多く、重症では糖尿病性昏睡となる。インスリン使用中に低血糖が起こることがあり、不安・不眠・イライラ・不穏状態・けいれん発作あるいは昏迷・昏睡にいたることもある。

脱水症や水分の多飲（水中毒）などで起こり易い電解質異常や飢餓状態では、NaやKの欠乏症として精神機能低下（意識レベル低下・集中困難・疲労・記憶力減退・不安・イライラ・幻視など）がみられることがある。

内分泌疾患との関わりの中で、重要なものは甲状腺疾患がある。甲状腺機能亢進症、いわゆるバセドウ病は、易刺激性（刺激に反応し易い非常に敏感な状態）・落ち着きのなさ・注意散漫・不眠・易疲労性等がみられ、気分の波が大きくなり、精神疾患と間違えられる。甲状腺機能低下症（粘液水腫）は、精神機能低下（周囲への無関心・集中困難・疲労・記憶力減退・傾眠・理解力減退など）がみられる。

副腎皮質の機能亢進であるクッシング症候群では躁うつ等の気分変調傾向があり、褐色細胞腫では突然の血圧上昇・頻脈・発汗等が主徴であり、不安・恐怖を伴う。なお、副腎皮質機能低下症（アジソン病）では、無気力・無関心・抑うつなどが知られる。

性腺については、月経・妊娠・出産・産褥・授乳などに関して、様々な精神症状が出やすい者もいる。とくに妊娠や出産後のホルモン変化によって起こる産褥精神病は有名で、うつ状態・幻覚妄想状態・急性錯乱（意識もうろう状態）状態などが出現する。初めての出産に多く、ほとんどが出産後1か月以内に起こる。また更年期には、閉経や加齢に伴うホルモンバランスの変化などで精神的に不安定になり、頭痛・肩凝り・めまい・抑うつ・物忘れなどの心気的な訴えが多い。

青年期の女子に多いのは月経前緊張症候群（PMS）で、一般的な正常者の月経に関わる症状（イライラ・不安・抑うつ）が異常あるいは強度に出現する。すなわち月経前緊張症は、月経の数日前に始まり月経開始とともに消退するもので、感情不安定・緊張感・易刺激性などを中心とし、不安・抑うつ・易疲労性・食欲性欲亢進・頭痛・腰背痛その他多彩な症状を伴う。程度が軽いものは、健康な女性にも多くみられる。なお、近年は経口避妊薬（ピル）の乱用による精神障害が問題になっている。

貧血も高度になると、抑うつ気分や神経衰弱、せん妄状態を起こすことがある。

膠原病では、ステロイド薬の副作用としての躁うつのような精神症状が見られるが、全身性エリテマトーデス（SLE）で他に昏迷・幻覚妄想・けいれんなどの症状がみられることがある。

2. 器質性精神病（organic psychiatry）

ここで器質的（organic）とは、明らかに肉眼的あるいは顕微鏡的に組織の病理変化（病巣）が存在することをいい、機能的とは逆にそれらがなく機能性（functional）の変化だけで生じてくるものをいう。したがって、器質性精神病とは、脳の器質的損傷ないし機能的障害に基づいて起こる精神障害のことである。すなわち、脳が一次的に何らかの侵襲を受けて発症する精神病のことをいい、広義には外因性精神病と同義である。器質性精神病は、頭蓋内感染症、脳血管障害、頭部外傷、脳腫瘍、正常圧水頭症、変性疾患、脱髄疾患などに分けられる。

次に個々の要因で主要なものについて概説する。頭蓋内感染症は、髄膜炎や脳炎に代表され、けいれんや精神運動興奮などの症状が出る。

脳血管障害による精神病とは、脳の血行不全に基づいた精神障害である。脳の血行不全、すなわち脳虚血の根本的な原因は、主に脳血管の動脈硬化であるが、それによって高血圧性脳症（高血圧によって起こる一過性の激しい頭痛・悪心嘔吐・けいれん・意識障害等）、脳出血（脳血管や動脈瘤が破れて出血する：激しい頭痛・昏睡のような重度意識障害・片麻痺・言語障害・けいれん等）、脳梗塞（高齢者に多く、血栓が脳血管の一部を塞ぐ：一過性の激しい頭痛・悪心嘔吐・けいれん・意識障害等）、クモ膜下出血、一過性脳虚血などが発症する。

精神症状として、倦怠感（身体がだるい感じ）・抑うつ・イライラ感・根気力低下・易怒性（いどせい）（怒り易くなる性質）・不眠などがあるが、特徴的な内容として次のようなものが挙げられる。

① イライラ感・感情失禁・易怒性などの感情障害

② 無関心・飽き易さ・集中力低下などの意欲障害

③ 幻覚・夜間せん妄・徘徊などの意識行動変容

④ 被害・嫉妬妄想・猜疑心などの妄想観念

⑤ 失見当識・記銘力低下・知的機能部分的欠如または不均一性（斑（まだら）痴呆）

⑥　頑固・不節操・自己中心性・反社会性などの人格障害

⑦　失語・失行・失認などの局在症状、等。

一方、頭部外傷による急性期の精神病は、脳震盪（のうしんとう）・脳挫傷・頭蓋内出血に分けられる。脳震盪は、脳に強い衝撃が加わって起こる意識障害をきたした状態であり、持続時間は数秒から数分間である。脳挫傷は、通常は頭蓋骨骨折を伴って、脳実質に器質的な損傷をきたした病態である。その損傷度合によって、意識障害の持続時間は大きく影響され、数日から数週間に及ぶこともある。致命的であることも多く、回復しても神経・精神症状や人格障害を残す。頭蓋内出血は、部位によって脳内出血・クモ膜下出血・硬膜下出血・硬膜外出血に分けられ、脳浮腫を伴って脳圧亢進が起こる。その結果、放置すれば視力・視野異常や脳ヘルニアをきたし、脳幹圧迫によって死に至る。治療は、脳圧亢進を抑え、脳浮腫の改善が基本となる。

脳腫瘍による精神病は、腫瘍細胞が頭蓋内という一定容量の空間で増殖するため、脳浮腫による脳圧亢進症状（頭痛・悪心嘔吐・眼底のうっ血乳頭・意識障害等）が現れ、また腫瘍増殖部位の局在神経・精神症状が出現する。正常圧水頭症は、髄液圧が正常だが脳室拡大が起き、痴呆・歩行障害・尿失禁などがみられる病態である。

(1)　パーキンソン病（Parkinson's disease）

変性疾患の中で主要なものは、錐体外路疾患で、なかでもパーキンソン病（同様の症状を示すものを総称して、パーキンソン症候群ともいう）が有名である。パーキンソン病は、主に50歳前後に発病し、ゆっくりと進行する振戦（しんせん）（手足の細かなふるえのような不随意運動で、精神緊張により増強し睡眠中は消失する）、筋強直（筋肉のこわばり、つまり骨格筋緊張の亢進）等がみられ、歯車のような現象を示し運動がぎこちなくなる。体幹は前屈姿勢で小刻み歩行やすくみ足、また後ろから軽く押すと突進行動を示す。表情は仮面様であり、書字は小さくなる。また、無動作（運動の開始が遅く、動作が緩慢になる）、自律神経失調（発汗・よだれ等）を呈する疾患である。中脳の黒質、線条体、青斑核に神経細胞の変性・脱落などがみられ、ドーパミンが不足することが原因となる。治療は、対症療法のほかに、L-Dopa等のドーパミンを直接投与することによって症状を改善させる。

脱髄疾患は、髄鞘や軸索線維の集合体である白質に変性脱落が起きグリア細胞の増殖による線維化が進行する疾患で、多発性硬化症が有名である。身体症状は、企図振戦（何かをしようとすると細かく震える）、眼振（がんしん）（眼が左右に繰り返しすばやく振れる）、言葉の途切れを主徴とする。精神症状は、感情の不安定・易刺激性・抑うつ・多幸（いつもひとり幸せな気分）などを呈する。

3. てんかん（epilepsy）

WHOの定義によると、てんかんとは、種々の病因によって起こる慢性の脳疾患で、大脳ニューロンの過剰発射の結果として起こる反復性発作を主徴とする。すなわち、その特徴は大脳の神経細胞の過剰放電に基づく突発性で反復性に出現するけいれん発作（突発的な筋の不随意性収縮）を主徴とした病態をいい、てんかん発作は脳の神経細胞の異常興奮によって、突然生じる同期性で過剰な電気刺激生成（放電）によって引き起こされる。脳にそもそもの原因があって生ずるが、循環障害、低酸素状態、中毒、低血糖、代謝性障害、変性疾患など、ある条件の下ではどんな脳でも発作が起こる可能性がある。ただし、てんかん発作という場合は、

① 発作が反復して起こり、

② 発作の症状はいつも同じで、

③ 基本的に原因は脳にあり、

④ 症状に対応した脳波異常を示す。

てんかん性けいれんには、全身が突っ張ったようにガチガチになる強直性けいれん、律動的に筋収縮を繰り返す間代性けいれん、両者が反復して起こる強直・間代（かんたい）性けいれん、筋のすばやい収縮を示すミオクロニー発作など幾つかの形態がある。発作の症状は多様である。

(1) てんかん発作（epileptic seizure）

てんかん発作は、部分発作と全般発作の 2 つに大別される。

1）部分発作

部分発作は、大脳の片側の一部に限局した神経細胞の興奮があり、それに基づく臨床症状や脳波が出現する。両側大脳の全体が同時に興奮することによって、意識低下や運動症状がみられ、脳波は両側対称性の発作波である。部分発作は意識低下のない単純部分発作と、意識低下を伴う複雑部分発作がある。

部分発作の病因は、脳損傷に基づく局在性の神経細胞の過剰な電気放出によって引き起こされる。したがって、脳損傷をきたすような疾患、すなわち分娩時および新生児期脳損傷、血管障害、先天性疾患、代謝疾患、頭部外傷、感染症、新生物などが原因疾患となる。原因疾患が多年齢層にわたるため、好発年齢というものはとくにない。

2）全般発作

両側の大脳半球が広い範囲で興奮して引き起こされる身体全般性の発作のことで、けいれん性と非けいれん性とがある。

(2) 発作型

1）欠神発作（absence seizure）

突然起こる意識障害で、その間の反応や記憶が失われる。それまでの動作を突然停止し、ぼんやりと一点を凝視する。発作時間は短く、5 秒から数分で終わる。発作が終わると何事もなかったかのように、それまでの動作を再開したりする。ごく短時間なため、周囲も気がつかないことが多い。患者自身も気づかないことも少なくないという。この発作は比較的安静時に多く、過呼吸によって誘発されやすい。幼児から思春期の女子に多く、日に十回前後起こることも多い。

2）ミオクロニー発作（myoclonic seizure）

多くは両側対称性かつ同期性に非常に短時間、1つの筋肉あるいは幾つかの筋群に収縮が起こるもので、肩・顔面・四肢などに出現する。意識障害が起こることは少ない。

3）間代（かんたい）発作（clonic seizure）

全身、とくに四肢に両側性のリズミカルな間隔のある断続性のけいれんが出現し、意識障害を伴う。

4）強直発作（tonic seizure）

両側対称性の躯幹や四肢筋肉が強縮するけいれんで、小児に多い。

5）強直・間代発作（tonic-clonic seizure）

強直性けいれんの後に、間代性けいれんが引き続いて起こる。大発作ともいう。このけいれんの起こり方は、多くは次のようなものである。まず、意識消失を伴う突然の筋けいれんで始まる。叫び声をあげることがある。起立時ならば転倒もする。次に、強直性けいれんが起こり、眼が大きく開き、顎を引締め、歯を食いしばる。その際に舌や唇などを噛んで出血をみることもある。呼吸筋の強直により、呼吸も停止し、チアノーゼ（酸素不足で唇などが暗赤色になること）が出現する。初め曲げていた四肢を伸ばし始め、細かい震えが起こって、多くは呼吸も再開する。そして間代相に移行する。

間代相に入ると、リズミカルで小さな間代性けいれんを繰り返す。四肢も顔面も間代性に小さく収縮する。この間隔は次第に長くなり、やがて終える。発声を伴うこともある。これが終えると全身の筋肉が弛緩する。遅くとも、この時点で呼吸が復活し、気道分泌物が排出される。発作終了後は睡眠に入るが、ときに落ち着きなく、15分前後続くもうろう状態になることもある。

・点頭てんかん（ウェスト症候群：West syndrome）

多くはミオクロニー発作や強直性、筋脱力発作などが様々に出現する。

上半身の前屈、屈曲性収縮が頻回に起こる。

・発作重積(じゅうせき)状態（status epilepticus）

てんかん発作が1日のうちにほとんど持続的に繰り返し起こったり、1回の発作から回復しないうちに次の発作が継続して起こるなどの状態を重積発作（発作重積状態）という。呼吸や循環系に重大な影響を及ぼすことも多い。それまで服用していた抗てんかん薬の中断や、脳の原因疾患によることが多い。

・熱性けいれん（febrile convulsion）

乳幼児で38度以上を超える発熱で起こるけいれん発作で生後6か月から5歳までの子供の5％程度にみられる。

・息止め発作（憤怒(ふんぬ)けいれん、泣き入りひきつけ：breath-holding spell）

怒りや痛み刺激などの情動刺激によって起こる。号泣に続いて呼吸を止め、顔面蒼白、意識消失、眼球上転、脱力、尿失禁などの症状を伴う。多くは1分以下の持続けいれんである。

(3) てんかんの治療

てんかんの治療は、まず発作の出現を抑えることが基本だが、それには抗てんかん薬が不可欠となる。その際、発作型を正しく判断し、最適のてんかん薬を選んで処方される。その後は、血中濃度をときどき測り、副作用の出現に注意しなければならない。

以下は厳密には、けいれん発作ではなく、もちろんてんかんという疾病には含まれない。しかし、一部に似た症状が起きることがあり、鑑別診断（科学的根拠をもって区別すること）が必要である。

・過呼吸症候群（hyperventilation syndrome）

後で詳しく述べるが、心身症の1つである。不安感や情動刺激によって起こることが多いが、ときには何らの誘因もなく、胸苦しさや呼吸困難を感じ、深呼吸の後にめまい・頭痛・手足のしびれ・ふるえ・意識消失などに至る。

・失神（syncope）

脳血流の減少に伴う突然の意識消失発作であり、数分で回復することが多い。恐怖や不安、疼痛、空腹、起立、排尿などが誘因になることが多い。

・ヒステリー発作（hysterical seizure）

てんかん発作に似た意識消失発作から睡眠のような意識障害に似た発作、局所性から全身性けいれん発作、感覚異常、精神発作など多彩な発作像を見せる。したがって、性格や心因の存在などに吟味し総合的に判断して、初めててんかん発作と鑑別ができる。

・ナルコレプシー（narcolepsy）

昼間に起こる睡眠発作と脱力発作を主症状とする。脱力発作は、驚愕や哄笑など情動の急激な変化によって誘発されやすく、情動性筋緊張消失（カタプレキシー）とよぶことがある。入眠傾向が著明で、入眠時にレム睡眠が出現しやすいこと、また夜間睡眠で深睡眠が正常人に比べ少ないことなどから、睡眠と覚醒のリズム障害と考えられている。治療は薬物療法が主で、睡眠発作にはメチルフェニデートなどの精神刺激剤が用いられる。

ナルコレプシーの症例

40歳　女性　青果店員

夜間の睡眠は十分にとっているつもりだが、日中のほぼ定まった時刻に急に眠たくなる。ウトウトしながら、客に応対することもある。当然、失敗が多い。それに加えて、力が抜けて何もできなくなることも起こる。やろうとする気はあるのだが、眠たくて何もできない。このようなことが最近毎日のように起こっている。いろいろな医者にかかったが、はっきりとした診断と治療方針が返ってこないし、結局よくならないので本精神科・心療内科を受診した。

●●●

本例は、専門の医師からみれば、典型的なナルコレプシーの症例と思われる。じじつ、睡眠発作と脱力発作の主要2症状が典型的な発症状況を伴ってみられる。比較的稀な疾患なので、心療内科以外の専門医などでは見逃されることが多いが、正確な診断が得られれば治療は比較的簡単である。

・偏頭痛（片頭痛：migraine）

頭部血管の収縮と拡張の反復に続いて発作的に起こる拍動性の強い一側性頭痛である。頭痛の強いときは嘔気嘔吐もみられるほどで、精神的ストレスが発作を誘発することもある。発作時には外的刺激を遮断して安静を保ち、酒石酸エルゴタミン等を投与する。発作予防に、抗不安薬・血管拡張剤などが用いられることもある。

偏頭痛・緊張性頭痛・月経困難症の症例

26歳　女性　会社員

1年ほど前に、デパートで化粧品や洋服を出来心から万引きして店員に見つかり、警察へ突き出された。その場は、始末書を書かされて厳重注意で帰れされたが、裁判になるかも知れないと脅された言葉がいつまでも残り、それ以後心が落ち着かない。拒食症の傾向は以前からあったが、最近は過食症にもなり、食べたものをみな吐き出すようになった。家族は仕方がないが、会社や恋人に知られたらお終いだと思うと、夜もよく眠れない。おまけに、昔からときどきあった頭痛や生理痛が、最近はとくにひどくなって、いつでも、またどこにいても頭が割れそうに痛くなる。その場に、頭を抱えて坐りこんでしまうほどで、耐えがたい。誰に相談することもできず、心療内科を受診したという。

●●●

もともとあった習慣性の頭痛症が、月経周期の変化すなわちホルモンバランス変化によって、良くなったり悪化したりする例はよくあるが、本例は拒食症もあって無月経を伴っていた。また思春期からの月経困難症もある。さらに、万引きして捕まったストレスから過食症へと発展し、ストレスによる緊張性頭痛も増悪したものと考えられた。しかし、単純な抗不安薬の使用だけでは良くならず、エルゴタミン、特殊な抗不安薬・血管拡張剤などを投与し、さらには簡易精神療法や行動療法を積極的に行って改善し、今は笑顔で仕事をしている例である。

4. 薬物依存症と中毒性精神障害
(drug dependence and intoxication)

薬物依存症と中毒性精神障害とは切り離せない関係にあり、相互に密接に関連している。そこで、ここではまず薬物依存、すなわちアルコールを含めた広い意味で薬物類に依存する病態について述べる。

(1) 薬物依存症の病態の特徴

1) 精神的依存

ある薬物を繰り返し摂取したい欲求が高まり継続的に摂取したい精神的衝動が生じるようになる状態が、精神的依存である。そのような薬物には、快感を生じ陶酔や多幸をもたらすもの、心身の不安や苦痛が軽減あるいは消失させてくれるものなどがある。いったん、精神的依存が形成されると、それがないと我慢できなくなり、強迫的に薬物を求めることになる。

2) 身体的依存

ある種類の薬物では常用量あるいはそれ以上の量を、長期間用いることによって、身体的な依存性が形成される。

そのようになると、薬物の中断や急激な減量によって離脱症状、すなわち禁断症状が出現する。モルヒネやバルビツール系薬物、またアルコールでも身体性依存が形成される。

3) 耐　性

ある薬物を繰り返し摂取することによって効果が減弱し、薬物量を増やさなければ同じ薬理効果が得られなくなった状態を、耐性が生じたという。モルヒネやバルビツール系薬物など身体依存性の薬物が耐性を生じやすい。ある薬物で、いったん耐性が生じた後、別の薬物でも耐性の見られる現象を交叉耐性という。モルヒネと他の麻薬、バルビツール系薬とアルコールなどの間に交叉耐性（ある薬物が類似の他の薬物の耐性を引き起こすこと）がみられる。

4）嗜癖

慢性的に同じ薬物を反復摂取することにより中毒症状がみられる状態を嗜癖という。嗜癖（しへき）が形成されると、あらゆる手段によってその薬物を手に入れようとする衝動的欲求が自制できない、用量が増加しやすい、精神的、身体的依存が形成されやすい、当人のみならず周囲の者や社会に弊害を生じるなどの特徴を示すようになる。

5）習慣

薬物を反復摂取している状態で、ある薬物がもたらす充足感のため摂取への欲求が出るが衝動的でなく、用量の増加はないか、あってもわずか、精神的依存はあっても軽度であり身体的依存はなく、禁断症状も認められない、さらに弊害があっても本人に限局されているものを習慣という。

(2) 薬物依存症の原因

直接の原因となる薬物そのものの特性と、人間側の個体的要因がある。
人間側の要因として性格的には、次のような類型が考えられる。

① 物事に敏感で気が小さく、対人関係の緊張を伴いやすく、不安・不眠を生じやすいタイプ

② 受動的・依存的で、多幸に溺れやすく、流行に流されやすい快楽追求的な群

③ 逃避的・非社会的で、孤高傾向を認め、非協力的な性格傾向がある群

アルコールのほかには、一般的に比較的手に入れやすい薬物として、有機溶剤型依存がある。有機溶剤（シンナーやボンド等）、ベンゼン、トルエン、キシレンなどは、いずれも中枢神経抑制作用をもち、アルコールやエーテルより強い酩酊（めいてい）状態を起こし、やがて麻酔状態に移る。依存は、精神的が主で、身体性はなく、耐性を生ずる。急性症状として、酩酊気分、多幸感、イライラ、刺激性亢進、幻視、四肢知覚異常などがある。

(3) 薬物依存症の治療

特定の薬物の使用を中止するため、即時の離脱を図るか、徐々に段階を踏んで離脱を図る。この際に入院が必要となることがある。その間、症状によっては、抗精神病薬か抗不安薬を使用することもあるが、離脱症状としてのせん妄やけいれんに注意し、身体症状にも気をつけて全身の予防管理を行う。環境や性格面の調整、指導や精神療法的配慮が必要である。

5. アルコールに関する精神障害

(1) 急性アルコール中毒

いわゆる「酔っ払う」（医学的には先述の「酩酊（めいてい）」という言葉を使う）という状態も、言ってみれば急性アルコール中毒の軽度な症状の1つである。近年は、新入生や新人歓迎会の席などで無理やり一気飲みをさせ、急激に血中アルコール濃度が上昇するためアルデヒド分解酵素の欠如または機能が追いつかなくなることによって、急性アルコール中毒におちいる若者も少なくない。アルデヒド分解酵素の欠如した体質をもつ者の場合や、過度に行き過ぎた場合は、致死的であることもある。程度がある一定限度を超えても、典型的な急性アルコール中毒の中等度から重度な症状に移行する。こうなると多くの場合、救急室受診も必要となる。つまり、酒も薬物の一種という認識が、万人に必要である。

この「酔っ払う」という症状は、大きく普通酩酊と異常酩酊とに区分される。

1) 普通酩酊

精神身体症状は、血中アルコール濃度によって変化する。また酩酊とアルコール濃度の関係は、個人差や摂取速度、摂取食物状況によっても影響を受ける。

2) 異常酩酊

病的酩酊と複雑酩酊に分けられる。病的酩酊は、血中アルコール濃度に症状が比例しない。少ない量でも、もうろう状態やせん妄が出現し行動上の変化がみられる。不安、苦悶、疎通性消失、徘徊、衝動、興奮、幻覚、被害・関係妄想がみられる。これらの行為の記憶がない。

複雑酩酊は、飲酒で刺激性が高まり、邪推や興奮が起こり、さらに平素の人格が一変したように見える。行動異常は、ある程度了解できる範囲であり、普通酩酊から連続性に移行する量的異常である。

(2) アルコール依存症

長期間にわたり慢性的にアルコールを摂取し、その結果、身体的、精神的、社会的に障害をきたしている状態である。

具体的には、患者は次のような状態におかれている。

① アルコールに対し耐性が生じ身体的依存ができており離脱症状が出現する。

② 耐性が生じており高い血中濃度にもかかわらず酩酊がみられない。

③ 心理的依存が形成され異常な飲酒行動パターンがみられる。

④ アルコールを慢性的に摂取した結果、二次的に生じた肝疾患等の身体疾患を有している。

アルコール依存症、肝機能異常、心因性咳発作等の症例

30歳　男性　会社員

携帯型通信機器の故障受付担当だったが、要するに「苦情受付係り」。元来が小さなことでも気になる性質なので、様々な客の厳しい口調の苦情に対してついていけない。「針のムシロに坐らされているような」辛い毎日である。気を紛らわすために酒に逃げたが、酒量が増えてきて、中途覚醒が多くなり不眠症で悩んでいる。肝機能異常も以前の健診から指摘されている。酒を絶つと、発汗・動悸、夜間のイライラ、ときに背中などに虫が這うような感覚がするなど、禁断症状も出始めている。

●●●

仕事からくるストレスで、アルコールに逃れ、やがて依存になり肝機能異常を招き、さらに離職への不安・不眠、心因性咳発作等の身体化症状（禁断症状）が出現したものである。当初は抗不安薬と睡眠剤、抗うつ薬そして嫌酒剤および簡易精神療法等で、また断酒後は精神療法のみで治療した。

(3) アルコール依存症の一般症状

飲酒量を一定限度の少量に抑えることができなくなり、毎日飲み続けるようになる。ときには朝・昼となく、社会的常識や習慣を無視して、飲むようになる。その結果、血中アルコール濃度が高濃度に維持され、離脱できない状態に自分を追い込むことになる。また、身体に悪いことがわかっていても、あるいは家族や社会から孤立することがわかっていても、飲み続けることを止めようとしない。一度止めようと決心しても、酒へのイメージ、酩酊への強い渇望が襲ってきて耐えられず、再び元の状態に戻り飲酒を続ける。

いったん身体的依存ができてしまうと、離脱症状が出現するのをおそれて、ますます飲酒を重ね、終日飲酒を続ける。その結果、アルコール耐性が強まり、飲酒量も増加し、身体疾患も増悪し、離脱症状が出やすくなるといった具合に、悪循環におちいる。

このときの離脱症状としては、次のようなものがある。不穏や苦悶、不安などを伴った不眠が出現する。うまく眠りに入れても、発汗や動悸などで夜間もしばしば覚醒し、ときに悪夢を伴う。また、手足の指に振戦がみられるようになる。持続的な心悸亢進（動悸）、頻脈、不整脈、あるいは情緒不安定、神経過敏、高度の不安や希死念慮（死にたいという欲求）を認めることもある。

飲酒を突然中止することにより、48時間以内に強直間代性のけいれん発作が出現する。

減量したことによって血中アルコール濃度が低くなり、上記の症状のほかに、注意散漫、集中力や落ち着きがなくなり、見当識障害（意識障害のうち軽いレベルの１つで、自分の名前や所在がわからない程度）も伴う。不安や精神運動興奮が起こり、せん妄状態に移行する（アルコール性せん妄）。

幻覚も現れ、壁や天井、床などに小動物が見え、あるいは小人がたくさんいるのを見たりする幻視、またそのようなものに触られている感じのする幻触、自分の名を呼ぶ声や戸を叩く音の幻聴などが特徴的である。被暗示性亢進が特徴的で、閉眼させて眼球を圧迫しながら暗示を与えると、それが幻視としてみえてくる（リープマン現象）。

室内を明るくすると、せん妄が軽減することがある。さらに、被害妄想や関係妄想などの妄想・幻覚が出てくることもある。

(4) アルコール依存症の発生要因

飲酒による精神的変化は、大脳皮質の抑制機能が解除され、大脳辺縁系を中心とする本能行動や情緒反応（感情）があらわになるためと考えられる。生物学的要因としては、アルコール脱水素酵素やアルデヒド分解酵素の個人差等がある。

性格要因としては、一般の薬物依存症と同様である。すなわち、対人関係の緊張を伴いやすく、物事に敏感で気が小さい。不安・不眠を生じやすい。受動的・依存的で快楽追求的、逃避的・非社会的で、非協力的な性格傾向がある。

アルコール関連の精神障害には、コルサコフ精神病、アルコール性痴呆、アルコール性妄想症等がある。コルサコフ精神病は、アルコールの慢性中毒による健忘症で、健忘（忘れっぽさ）・記銘力障害（新しいことを覚えることの障害）・見当識障害・作話（自分の都合のよいようにいい加減な物語を作る）がみられる。アルコール性痴呆は、長期間にわたる大量飲酒によるアルコール毒性や栄養障害等によって、大脳に重篤な器質性障害が形成されて起こる痴呆である。これは器質性病変であるため、進行してしまうと断酒をしても元に戻ることはない。しかし、早期から断酒の継続とビタミンB類を摂取することで回復は可能である。

(5) アルコール依存症の治療

アルコール関連の精神障害は、一般に治療が難しく時間もかかる。長期の様々な要因が絡んで、個人の病態をつくりあげるからである。そのため、多方面から治療のアプローチが大切である。

ジスルフィラムやシアナマイドのような抗酒剤（嫌酒剤）を用いて、アルコールの酸化を防止し体内にアセトアルデヒドを蓄積させることで気分を悪くさせ、飲酒欲求を減退させる手段もあるが、すぐには用いず、他の治療を主にし様子をみながら適応を考慮する。

(6) アルコール依存症の予後

アルコール依存者は幾度となく入退院を繰り返すことが多い。退院後半年で約７割が再飲酒を始めるといわれる。それも異常飲酒行動に再びはしることが多い。アルコール依存者は、もともと節酒（酒を控えつつ飲む）は困難であり、最初から断酒（酒を一滴も飲まない）を目指すべきである。また、自助活動（自分たちでも治そうと努力して行う行動）も役立つことが多い。断酒会やAA（アルコリック・アナニマス）等にみられるような集団療法がある。

III
心因性精神疾患

＊＊＊

1．神経症（neurosis）

神経症とは、心理的原因（心因）によって起こる心身の機能障害で、特有な症候群あるいは状態像を示すものである。

神経症の診断には次の3点が必要である。

① 器質性疾患の除外

② 心因性であることの確認

③ 精神病、心身症、人格障害の除外

ここで「除外（診断）」という言葉が出たが、これは根拠をもってあることを否定して正しい診断に結びつけるほどの意味である。ところで、心因によって起こる、ということは、症状の成立・固定・発展あるいは消失が、心理的に説明、または了解できるということである。しかし、人間の心理というものは、環境と性格によって左右される力動的なものである。したがって、症状の裏には不安・不満・恐怖・欲求などの心理状態があり、この状態からみて納得ができれば心因性ということができるであろう。さて「不安」という言葉が出たが、ではそもそも「不安」とは何であろうか。

我々がふだん何気なく使っている言葉でも、突然問われると、なかなか定義の説明に困ることがある。「不安」などはその最もよい例で、一般的には落ち着きや安定感のないイライラした感情状態である。しかし、病的な不安の本質は、特定の事物や事象に対する恐怖感よりも、むしろ漠然とした対象のない怖れであり、ときに自律神経興奮による身体症状を伴い、頻脈・血圧変動・呼吸促迫・冷汗などを伴うこともある。不安はもちろん正常者にも存在するが、病的不安は些細なことで起こり、原因に比べて不安の程度が強く、持続時間が正常不安に比べて多い。こうして不安はストレスの一因であるが、しばしば背景にある心理状態が、そのまま表面に現れず抑圧されている場合が多い。

(1) 神経症の発生機序

神経症の成立には、心因の関与のほかに、個人的素因（素質や性格・人格的要素）の関与も無視できない。しかし、心因の代表でもある極度あるいは特殊な恐怖や不安が、慢性的ストレスとなって関わっていることも多い。ここで、これまでも頻出したストレス（stress）という語句もついでに定義しておけば、非特異的刺激によって生体に起こる機能的ひずみのことであり、それを起こすストレッサー（stressor）には、物理・化学・生理的因子として寒冷・薬物・過労・感染などの他、心理社会的因子として災害・恐怖・緊張・興奮・不安など、ほとんどあらゆる刺激が含まれる。日本語では、慣例としてストレスおよびストレッサーという言葉が混同して使われることが多い。今日では神経症の発生機序として、まず個人的素因という基盤の上に心因が契機となって不安と葛藤が生じ、さらに複雑な心理的加工が加えられて神経症が発症すると考えられている。

(2) 神経症になりやすい個人的素因

神経症になる人は、やはり本来、神経症になりやすい気質や性格傾向をもつ者が多い。神経症になりやすい人とは、一般に様々な生活場面（家庭や職場など）で不安や不満をもちやすく、また生じた不安や不満を上手に処理できない人である。すなわち、自分を必要以上によく見せようとする者、過度に几帳面で内省的な者、虚栄的で自己中心的な者、自信を欠き依存的な者などである。

一般に、内向的、神経質、ヒステリー的といわれる者がこれらに相当する。

心因という場合、神経症発症の直接的な引き金となった最近の心理体験の場合と、個人の生活史の以前からみられた遠因ともいうべき心理体験がある。前者については、健常者にとっても不快あるいは不幸な体験が神経症発症の契機となる。例えば、過労・対人葛藤（嫁・姑の人間関係、職場の対人関係など）・試験（進学や昇進を前にした時の緊張など）・急激な日常生活変化（転勤、引越し、昇進、病気など）・急性情動体験（天災・戦争・強盗など生存を脅かす突発事態）等がある。後者については、神経症的性格と関係し、誤った心構えや生活態度として現れる。例えば、幼児期の兄弟間の葛藤、性的外傷体験、両親の誤った養育態度から生じた感情的混乱などが多い。この結果、過度の逃避的・抑圧的・依存的・内省的態度が形成され、些細なことで神経症の発病につながる。

ここでの不安とは「特定の何かが怖い」という恐怖ではなく「漠然とした不安」である。同時に、不安は動悸・発汗・振戦などの身体症状を伴う。この不安の根底に葛藤がある。葛藤とは、けっして相容れることのない 2 つ以上の欲求が同時に存在しているときに、選択の決断を迫られる状況である。このような際に不安が発生すると考えられる。

(3) 神経症の分類

一般に神経症は次のように分類される。

1）不安神経症（anxiety neurosis）

対象のない不安が前景となる神経症であり、不安と同時に様々な自律神経症状、例えば動悸、呼吸困難、冷汗、手指振戦等が出現する。

不安は、潜在的な形すなわち予期不安と不安発作という顕在化した形で現れることがある。ときには死の恐怖を感じるほどにパニック発作として起こることもある。これについては、身体症状が目立つことから心身医学のところで少し詳しく説明を加える。

不安神経症は、最も未分化なものと考えられ、容易に他の神経症へ移行する。

すなわち、特定の身体器官の感覚や症状に注意が集中すれば心気神経症となり、特定の対象に向かえば恐怖神経症となる。

2）**恐怖神経症**（＝恐怖症：phobic neurosis）

理屈の上ではそれが実際に自分に危険を及ぼすほどのものではない、すなわち恐怖の対象足りえない特定のものや状況に対し異常に強い恐怖感を示すもので、内心ではそのことを十分わかっていながら現実には抵抗できない病態である。他の神経症と異なる点は切迫する情動体験を有することである。恐怖症は、不安が特定の対象に集中したものであり、強迫観念が恐怖という形をとったものと考えられる。

恐怖となる対象には外部対象と、疾病や不潔などの自己内部対象がある。外部対象が多く、広場・高所・閉所・乗物などがある。比較的多いものとして、広場恐怖（agoraphobia）があり、これは空間恐怖と呼ばれることもあるが、「空間」と言っても何も広い場所や開かれた空間そのもの自体に対する恐怖ということではなく、その場で強い不安が自分を襲ったときに助けが得られない、助けとなる安全な場所に避難できなくなったらどうしようという特定状況に対する不安と理解する方が適切である。この場合も、単に誰か人がいればよいという単純ものではなく、その人が自分を救える立場の人間かどうかを問題とする。例えば、一人での留守番・見知らぬ人たちばかりの人ごみ・電車・飛行機の中などである。このような状況でも、そこに自分の病気のことを熟知している親友や医療者などが居合わせれば安心する。したがって、むしろ孤独不安恐怖という言葉の方がその本質をよく表している。問題は、このような孤立する状況を回避するために、家や落ち着ける特定の場所に縛り付けられて、何処にも出られないということが本人の人生や家族の生活に大きな影響を与えることであろう。広場恐怖は、20歳前半に発症しやすく、女性に多い。群集恐怖や閉所恐怖・高所恐怖・乗物恐怖なども、これに含めて考えることがある。

また、社会恐怖（対人恐怖）は、多数または比較的少人数の集団の中で他人に注目される恐怖が中心で、そのような状況になることを回避するようになる。人前で自分の顔が赤くなると思い込む赤面恐怖、相手の視線が気になって仕方がない視線恐怖、他から注目されること自体を極度に嫌う注視恐怖、自分の顔貌や容姿が醜いと思い込む醜形恐怖、自分の身体のあちらこちらから臭いにおいを発散していると信じ込む自己臭恐怖、また狭い意味での対人恐怖（ほんとうに他人と合えない、うまく話せない極度の怖れ）などが、これに属する。以上の恐怖は、じっさいはそれほどでもないか、全く怖れるに足らないケースがほとんどであるが、本人にとっては深刻この上ない事態なので簡単に、あるは単純に対応すべきではない。対人恐怖症は、思春期から青年期発症が多く、男女差はほとんどない。

自己臭恐怖（不安神経症）等の症例

17歳　男子　高校2年生

好意を寄せていた女の子から、口臭のことや身体が臭いと言われたことから、自分の体臭が気になって仕方がない。それに進学校なのに学業成績がままならず、このところ登校拒否的な日々である。いちおう大学受験理科系クラスに入ったが、勉強に集中できず、勉学がついていけなくなって、成績も学年で最下位レベルにまで落ちた。コンピューターが好きなので専門学校に入り直そうかどうか迷っているが、親は断固反対で悩んでいる。

●●●

典型的な自己臭恐怖症で、そのストレス回避で不登校に陥ったものと思われる。抗不安薬とスルピリド等の薬物治療と行動療法・精神分析療法で治療している。上の例は、神経症圏と思われるが、この種のものでは分裂病圏のものもけっこうある。したがって、注意深く他の症状を観察し、あるいは臨床経過をしばらく追って診断することが必要となる。そういうもので筆者は、職場で部下をもつ工場長の自己臭恐怖症を経験した。あるとき、何かの席で身体が臭いと何気なく言われた一言で悩みぬいた例で、部下管理にも支障をきたし、上司ともうまくいかなくなった例であった。しかし、基本的には、精神療法を中心に、薬物治療にはマイナーの他にメジャー・トランキライザーをうまく組み合わせて使うことが多い。

3）強迫神経症（obsessive-compulsive neurosis）

自分の意志に反して、強迫的に意識上に出現する強迫観念を主徴とした神経症である。特定の状況に対する恐怖を避けるために強迫行為がおこなわれることも多い。例えば、不潔恐怖のために何度でも気の済むまで繰り返し手を洗う洗浄強迫、ガス栓の締め忘れ、戸締り、ポストへの投函、バスや電車への忘れ物など自分の行為にミスはなかったかと何度も確かめたくなる疑惑症、など実際に反復性の確認行動にまで発展するものもある。

正常では、意識は自由に対象に向かい、また意志のコントロールで対象を変えることもできるが、強迫神経症ではそれができない。

このような強迫神経症の特徴は、次のようなものである。

① 意識に上った考えを払いのけようとすればするほど強く迫ってくる。

② その考えを内心ではバカバカしいと思っているが取り除くことができない。

③ 経過を経るにしたがって抵抗感が薄れ、除去しようとする積極性がなくなる。

④ 考えの内容に応じた不安をもつ。

⑤ 不安軽減のために儀式やまじない的行為に走る（強迫行為）。

ただし、強迫観念には、程度は軽くても健常者も経験するようなものから、やはり相当異常で奇異なものまで多彩である。例えば、いきなり他人に殴りかかりはしないか、集会などで突然猥褻（わいせつ）な言葉を発したりしないか（汚言恐怖）、電車が来たときプラットフォームから突然飛び降りはしないか等々、いろいろと真剣に考え悩んでしまう。

性格的素因として、秩序を重視し、良心的・倫理的・几帳面であり、かつ小心で、柔軟性・適応力や融通性に乏しい面をもつことが多い。神経症の中では、この強迫神経症が最も遺伝性が強いといわれている。

一般に、強迫観念のみで強迫行為のないもの、またバカらしいと思う自我の抵抗が残っているものは治りやすいといわれる。

強迫神経症、薬物恐怖症等の症例

50歳　女性　主婦

日常の家事や生活などで、些細なことが気になって仕方がない。炊事中でも手が汚れたと思うと何度も洗う、他人が歩くと埃がたつと思い家中掃除をし直す、小さな切り傷からバイキンが入って身体中をめぐり死ぬんじゃないか、と気が気ではないなど考え込んでしまって仕方がない。自分で自分の異常さは認識するが、次の行為に進めない。しかし、絶対に薬は呑みたくない、という。医師の出す薬にも、当初は種類や量に頑としてこだわった。それでも、説得を重ねた末、最小限の種類と量を仕方なくのんでいるが、いつ勝手に中止してもおかしくない状況である。

●●●

本症例は、カウンセリングにも拒否的で、最小限の薬量と簡易精神療法で治療を開始した。精神療法でこだわりも少なくなったが、まだ薬物恐怖は残っているため、十分な治療に難航した。薬物治療（SSRI等）と行動療法、精神療法を組み合わせて治療にあたった。

4）ヒステリー（hyesteria）

ヒステリーは、患者自身は気づいていない心因によって身体症状と意識混濁、記憶消失、多重人格などの特異な症状、精神力動、性格を有する病態をいう。「ヒステリック」などという一般の使い方と意味が異なるので注意を要する。

ヒステリー患者は、症状をつくることによって無意識的に内的な葛藤を解消しようとする転換と、疾病への逃避という精神力動がみられる。このようなことから、ヒステリーは「疾病への逃避」という見方もあるほどである。例えば、精神分析的には、内的葛藤や欲求が意識や身体の症状に転換されるため、患者が葛藤を直接背負わなくてもよいという無意識的な心理的安定につながる。これがヒステリーの一次利得（つまり患者にとって、そうすることによって得られる第一の利益）といわれる。また、患者は病気になることで周囲の者の関心をひき、温かい同情と看護などを受ける。しかも、学校や職場に行かなくても許され、様々な補償が得られ、自分を巡る種々の状況を有利に進めることができることが自分で理解する。これがヒステリー患者にとっての二次利得である。このような疾病利得（その病気になることによって得られる利益）から、無意識的にではあるが治り難い疾患の１つになる。

病前性格として、人格未熟、自己中心的、依存的、演技的、被暗示的、顕示性などのヒステリー型性格をみる。またヒステリーという言葉は、もともとギリシャ語の子宮（hystera）に由来し、患者が女性に多いことから最初は女性の性的特性から発症しやすいものと考えられたといわれる。

出現する症状のうち、意識障害（意識野狭小・人格変化・健忘など）を主とするものは解離型（dissociative type）、運動や知覚障害を主とするものを転換型（conversion type）、また退行した言動が目立つものを退行型（regression type）という。転換ヒステリーとは、失立・失歩等の運動麻痺、手袋しているような感覚麻痺やヒステリー性の全盲等の知覚脱失、チックあるいは全身に起こるけいれん、緘黙（かんもく）（押し黙って言葉を発しないこと）、嘔吐やしゃっくり等の自律神経障害などの身体症状が前面に出るものである。

一方でまた、解離ヒステリーとは、意識の変容を主徴とするもので意識野の狭窄がみられる、もうろう状態・同一人物の意識上に別の複数の人格が交互に出現する多重人格・過去の一定期間の記憶がなくなる健忘・自発および反応運動が消失する昏迷などがみられる。

ヒステリー型転換障害・パニック障害の症例

59歳　女性　服飾デザイナー

51歳頃、友人との電話中に気分不良・動悸・息苦しさ・不安・恐怖感等のパニック発作、引き続いて意識消失発作を起こし、市内の病院入院。その後、内科専門外来にて10年近く「心臓神経症」の診断で通院加療を受けていた。55歳時に起床時排尿後に突然意識消失。また翌年にも美容室で洗髪中に意識消失発作（いずれも緊急入院したが救急室の検査では異常なかった）。さらに58歳時には、深夜に主人との電話中に突如気分不良になったため、自ら救急車を呼び、救急外来受診した。翌年の元日未明には、新年の祝杯をあげた直後に気分不良となり、救急車にて再び夜間外来受診し、そのまま経過観察のため入院となった。入院３日目、大部屋で同室の患者との談話中に再び意識消失発作出現。この際は心電図モニターでVFを確認したため心肺蘇生術施行し、電気的除細動で洞調律に戻った。翌日、家族および本人の強い希望で大学病院心療内科へ精査および治療目的で入院となった。

出生時の異常や乳幼児期における発達障害もなく小児期・青年期を通じて著患を知らない。高卒後洋裁学校に入学し、卒業後は婦人服・紳士服縫製業に従事。夫とは34歳で恋愛結婚、以後夫の会社のデザイナーとして夫を手伝いながら子育てと家事をした。家族は、テーラーの経営者で全盲の夫、および米国留学中の大学1年および県内高校2年生の娘2人。家族歴で母および母方祖母が不安神経症であり、妹がクモ膜下出血、兄弟2人が高血圧症。既往歴は、36歳時のデザイナー検定試験中に失神の経験があるというが、その後15年間は職場検診等でも特別な異常を指摘されていない。

現症は身長150cm、体重49.5kg。血圧、脈拍、体温等のバイタルサインで異常なし。意識は清明だが不安顔貌。貧血・黄疸を認めず、頚部のリンパ節を触知しない。胸部に電気ショック痕を2個認める。呼吸音・心音は純で雑音なし。腹部は軟で平坦、肝・脾・腎を触知せず、四肢および神経学的にも異常所見なし。検査では、血球数・検尿で異常なし。血液生化学や胸部X線でも異常所見はなかった。入院時の安静時心電図で異常を認めず、さらに運動負荷試験、心筋シンチグラム、心臓カテーテル、ホルター24時間心電図、心エコー等の循環器精査、また脳波検査でも特に問題なし。

●●●

本例は治療経過全般を通じ、ラポール形成の努力と支持的教育的手段に力点をおいた精神療法を行ってきた。心療内科への入院後は、後述するパニック障害（Panic Disorder）の診断の下に、適切な抗不安薬の定期処方をはじめ、自律訓練法、減感作療法、バイオフィードバックを含めた行動療法等の心身医学的加療が集中的に為された。その結果、その後一度の発作もなく5年以上にわたり外来フォローで病態が安定しているという劇的な改善をみたきわめて稀な事例である。抗不安薬の定期処方については少量で維持しても奏功している。内科的加療は精査と必要最小限の管理にとどめ、心身医学的加療に専念した。これは病気であって患者の性格的弱さから来るものではないこと、したがってまず心療内科的治療によって必ず治るものであることを本人に認知させた。また夫には、家族療法として患者の病態を説明し、家族の支持が必要であって本人を極力一人にしないこと、孤独な精神状況に追い込まないこと、大きな声や音に敏感であるため深夜の電話や口論を極力避けることを指導した。こうして入院60日目には不安も解消し退院となった。

また本例は、DSM-IVのPanic disorderの診断基準を満たしており、心身医学的な診断にはさほど問題のある例ではなかった。本例の場合も、予期せずに突然発作的な強い不安が発生し、10分以内という短時間に死の恐怖を伴う動悸、息苦しさ、めまい感など種々の症状の出現をみている。他方で、過換気症候群や良性頭位性めまいが否定され、血液検査や循環器科・精神科・耳鼻科など、諸科における特殊検査結果から甲状腺機能亢進症、低血糖症、メニエール病、一過性脳虚血発作・脳梗塞、起立性低血圧、急性貧血、褐色細胞腫、狭心症等の虚血性心疾患、てんかん、抑うつ症等が除外された。こうして本例は、典型的なPanic disorder症例と疑われる一方で、心気症的ともとれる胸部症状や発症状況が多かったため、結果的に循環器内科専門医の内科的な診断のみで対応され、心療内科的対応が遅れて、臨床経過が長引いたものである。

本例は、頻回のパニック発作に引き続いて頻脈性不整脈を呈すこともあり、一度は救命処置まで為されている。すなわち少なくとも機能性の刺激伝導系異常の素因が基礎にあることは確かである。しかし本例では、それがパニック発作の誘因として存在するのではなく、ヒステリー性とも思われる自律神経発作後に起こっているのが特徴的である。問診結果を検討すると、本例は20年以上前に失神発作の既往がある。さらにその後最初のパニック発作が、全盲の夫との結婚後の頻回な口論、および積み重なった葛藤が根底にあることがわかった。出張旅行などは回避するというような予期不安・空間恐怖の症状も出現をみており、不眠傾向と夫の片腕として店を守り、他方で家事もこなすという多忙な日常生活による身体疲労も背景にある。さらに家庭では、長女の留学希望、次女の高校受験という娘の進学問題という不安もあったと思われる。

一方、本例は、母系的に不安神経症が認められるため、養育上も母や祖母から大きな影響を受けたと思われる。加えて、全盲の仕事熱心な夫という家庭背景も潜在的不安に関与していたと思われ、これに交感神経作動系のホルモンおよび受容体機能亢進を介して、刺激伝導系異常を経て頻脈性不整脈に至ったものと推察される。その際の救命処置を受けた経験も、回を重ねるにつれ負のオペラント条件付けとして作用していったのではないかと予想される。本例は、もともと循環器専門外来に長くおかれ、心臓という一臓器の診察に拘ったあげく精神科や心療内科へのコンサルトや全人的対応が遅れ、結果的に長い臨床経過を辿りその間も予期不安や広場恐怖等による顕著な行動変容や行動制限等、QOLがかなり阻害される状況に置かれてしまった例である。

5）心気神経症（＝心気症、hypochondry；hypochondriacal neurosis）

自己の健康についての過度な関心から、些細な異常をことさら大きく取り上げ、ひとり苦悩する病態である。症状は多種多様であり、それへの執着度もいろいろと変化する。ほとんどの症状は主観的で、種々の身体的検査を行っても異常はみつからない。

心気神経症には、医学的な説明や保証にもかかわらず病気であるという考えに固執する疾病固執型、疾病への不安より多彩な愁訴が前景に立つ多訴型、持続的な下痢や頻尿あるいは発汗などの症状が顕著な自律神経失調型、特定の身体部位の痛みだけを訴える疼痛型などがある。めまい・心臓痛・疲労感・しびれ感・倦怠感・四肢冷感・不眠・頭重感（ずじゅうかん）・頭痛・胸部圧迫感・下痢などの多彩な症状に対し、自分の意に沿う医者を見出すため転々と医療機関を変えたり（このことを一般に、ドクターショッピング、doctor shoppingと呼んでいる。このような患者では、多くの場合、人格障害も絡んでいる）、新聞記事や一般向け医学雑誌を読み漁ったり、いかがわしい「売薬」や「健康食品」なるものをあれこれと使って民間療法を試してみるが、ほとんどのケースで結局はうまくいかず、失敗してはこれまで以上に苦悩する。

心気症の発症病理は、身体機能の不調を強く訴えることによって現実の負担を回避し、周囲の人に受け入れてもらおうとする依存欲求が根底にある。また一方には、病気であることによって周囲を困らせてやろう、という攻撃性が潜んでいることもある。さらに、身体症状の苦しみによって自分自身を罰している（自虐性）とする考え方もある。

6）抑うつ神経症（depressive neurosis）

正常の範囲を逸脱して心因性に抑うつ状態が起こる病態である。「神経症的うつ病」と同じものである。

事業の失敗や近親者の死など急激な情動体験をすれば、一般の健常者でもその後しばらくは抑うつ状態におちいるが、抑うつ神経症の場合は原因となる体験に比して、出現する症状がことさら激しい。

中心症状は、うつ症状であるが、内因性うつ病と比べると次のような違いがある。

①　思考や行動面での制止症状は弱く、あっても比較的少ない。

②　身体的訴え（倦怠・疲労・頭重感等）が多い。

③　症状の日内変動がはっきりとしない。

④　自己への罪業感が少なく、他者への非難が多い。

⑤　環境によって臨床経過が変動しやすい。

⑥　遺伝性がほとんど認められない。

抑うつ神経症は、内的葛藤にも影響されるが、種々の喪失体験、例えば自分が愛した人や動物との別れや死亡、あるいは事故や災害によって大切にしていたものを失うことが直接的原因となることが多い。

なお、治療には、抗うつ薬も使われるが、うつ病治療ほどには効果が出にくい。そこで一般に、自殺念慮もしばしばみられるので、専門的なカウンセリングや精神療法が必要となることが多い。

7）離人神経症（＝離人症、depersonalization；depersonalization neurosis）

自分自身が自分でない感じ（自我意識喪失）、自分の身体が自分のものでない感覚、または自分を取り巻く風景や時間にイキイキとした現実味が感じられない（離人現象）という訴えを主徴とする病態である。したがって、「離人」の「人」とは、「ひと」ではなく、「人格」や「自我」に近い意味である。

これら離人体験そのものは、うつ病や精神分裂病でも出現するが、心因性にそれを中心症状として現れたものに限って離人神経症とよぶ。とくに精神分裂病の作為体験と似るが、離人神経症患者は、自分の体験が主観的なものであることに気づいている。したがって本疾患のみの患者の場合は、病識（自分が病気であることの認識）というものが存在している。また発症には、家庭内の人間関係における心的外傷の存在を重視する考え方がある。愛情危機や、対人緊張、自己発達・発展の中断などが契機となることが多い。

症状は、先の離人感・非現実感のほか、空虚感・感情欠如・違和感・既視感（実際は初めて見るものでも、これまでにどこかで既に見た光景と感ずること）などの視覚変容等をみることがある。

8）神経衰弱（疲憊神経症、neurasthenia）

通常の精神作業の後でも精神・身体的疲労を訴え、とくに持続する精神的緊張や過労によって、次のような精神・身体症状を示す病態である。疲憊神経症ともいう。

① 集中困難・注意散漫・記憶力減退・根気低下・決断力薄弱などの精神症状

② 脱力感・疲労感・頭重・頭痛・不眠・肩凝り・振戦・知覚過敏などの身体症状

以上の症状の訴えは、通常の休息や安静では回復しない。そして、感染症や疲憊状態に伴い、あるいはそれらに続いて一過性に出現する。

(4) 神経症の治療

神経症は性格因・環境因の相互関係で生じた葛藤によって、心因的に発現する現実への適応障害であるから、治療は患者を再適応へと導く精神療法が主となる。薬物療法は補助手段である。したがって、治療の一般方針は次のようになる。

① 環境要因のうち調整可能なものをできるだけ調整する。

② 精神療法によって葛藤の解消を図り、自分自身への洞察を促す。

③ 補助の意味で、抗不安薬や抗うつ薬を中心とする薬物療法を行う。

以上をすべて組み合わせて治療にあたることが実際は多い。

2. 心身症 (psychosomatic disease)

心身症とは、身体症状を主とするが診断や治療に心理的因子についての配慮がとくに重要な意味をもつ病態であり、身体的原因によって発生した疾患でも経過に心理的因子が重要な役割を演じていると考えられる症例や、一般に神経症とされるものであっても身体症状を主とする症例は、広義の心身症として扱った方が好都合なこともある。

人間が、精神的・身体的・社会的存在である限り、あらゆる疾患はこの 3 つの側面から検討されねばならない。心身医学とは、これら 3 つの視点と役割を正当に評価し、心身統合の立場から疾患にアプローチしていこうとする学問である。なお、この心身症については後ほど別章で詳しく述べ、また小児・児童の精神・心身医学についても触れる。

3. 心因反応（psychogenic reaction、反応性精神病）

心因反応または反応性精神病は、次にも述べるように、「心因性の病因」で、神経症よりは重い「精神病状態」であり、神経症ほどには数は多くはなく、一定の症状からなり原則として可逆性である。葛藤を伴った対人関係や個人にとって耐え難い環境状況など社会的、心理的原因によって起こった精神障害である。神経症に近いところもあるが、心因反応は病像がより精神病的である。

その特徴は次のようなものである。

① 精神障害を起こし得る十分な情動体験があり、その原因がなかったらこの状態を引き起こさなかったと考えられる。

② 精神症状の内容と原因としての情動体験の間に、よく理解できる関連があること。

③ 原因がなくなれば症状も消えるというように、時間の経過と共に症状が変化すること。

④ 原則として予後は良好で完全に回復すること。

一般に以上の特徴がみられるが、なかには小さな原因で重い精神病像を示し、予後の悪い症例もある。つまり情動体験の強弱だけでなく、個人の素因や性格も深く関与していると考えられる。心因反応には、次のような種類がある。

(1) 原始反応

自分が置かれた周囲の環境に発生した大事件に引き続き、精神病の状態に落ち込む場合の病態である。地震・火災・水害などの突発的事故や災害によって生命の危機に曝された場合、あるいは近親者の死、事業の失敗の時などに生じる。急性ストレス反応・驚愕反応・恐慌反応ともよばれ、受けた体験の激しさと急激さによって起こる一過性の反応である。したがって経過は短く、多くの場合、数日で回復する。

(2) 環境反応

人格的因子よりも環境因子の関与の方が大きく、原始反応に比べ持続性の環境要因に支配されるものをいう。

感応精神病は、精神障害者と強い情緒的結びつきをもった人に、ある症状が移入されて類似の症状が出現する病状をいう。発端となった精神障害者から隔離することで容易に治癒する。

(3) 人格反応

環境因子に比べ人格的因子の関与が大きく、症状成立に様々な心理的加工や粉飾があるとされるものをいう。分裂性反応、抑うつ性反応、偏執反応（自信に乏しく傷つきやすい一方で、自尊心や名誉心が強い人に起こりやすい敏感関係妄想・好訴妄想、その他相手から愛されているという恋愛妄想が発展してストーカー行為に至ることもある色情妄想などがある）、難聴者の追跡妄想（難聴という感覚遮断によって思考・関心の範囲が狭隘化して、追跡されているという疑惑が起こる）、祈祷（きとう）精神病（暗示性の強い中年女性に多く、自分自身が神や動物に変わったかのように振舞う人格変換や先祖や動物など何かモノに取りつかれたように考え行動する憑依（ひょうい）妄想が主症状）等がある。

4. 人格障害（性格障害、personality disorder）

青年期以前より性格的な偏りが強く、しかも成人まで長期間持続するもので、対人関係や社会適応の障害、または自己の悩みとして出現するものである。すなわち、これは平均的な人格概念から著しく逸脱したため、根深い社会的不適応をきたした病態である（従来は、俗に「変質者」というような言葉で表現されたこともある）。性格または人格について細かくいえば、人間を知・情・意の三側面からみるとき、それぞれの特性をもった全体として捉えた個人特性を「人格」ということは前に述べたとおりである。また「性格」は、一般に情と意の二側面からみたその人の特性を示すことが多い。性格は、いわば過去の個人の行動パターンであり、それを把握することで、その人の未来の行動傾向も予測できる可能性のあるものである。また「気質」は、感情面での特質のみを指すことが多いが、内気や陽気というようにその人間の性格の基盤をなすものであり、したがって恒常的であり生涯を通じて変化することは少ない。

一方で、「性格」はしつけや教育、環境などの影響を受けやすく、加齢によっても変容する。従来の性格の円満化（いわゆる歳とともに性格が丸くなる）、あるいは先鋭化（先が尖るようにより明確に極端な形で出やすくなる）する。

環境因や社会因が大きく影響を与える。

人格障害の特徴は、次のようなものが挙げられる。

① 先天性または発達段階早期における異常であること。

② 教育・環境・体験の影響を受けにくいこと。

③ 反社会的行動を取りやすいこと、等。

要するに、人格障害は、社会的・対人関係の異常が著明であるにもかかわらず、病識や治療意欲に乏しく、かつ内部の葛藤はもたない。ここで注意すべきは、平均から著しく偏向した人格を異常人格とよぶのなら、天才や聖人とよばれる人々も含まれてしまう。しかし一般的に、彼らまでを異常人格とか人格障害とはいわない。それは、ここに必然的に社会的価値概念が導入され、社会的異常行動あるいは反社会的行為と結びついた異常のみが問題視されるからである。ただし、その社会的異常の概念も、時代や文化、民族によって一定ではない。

人格障害の分類は種々のものがあるが、WHO国際疾病分類（ICD）とDSM（アメリカ精神医学会診断基準）からにみた分類を示しておく。これらには次のような項目が含まれる。すなわち、

① 妄想型人格障害

② 分裂病質人格障害

③　非社会性人格障害

④　情緒不安定性人格障害

⑤　演技性人格障害

⑥　強迫性人格障害

⑦　回避性人格障害

⑧　依存性人格障害

⑨　混合性人格障害

などに分けられている。

以下、これらの特徴について簡単に述べるが、他の分類項目も若干つけ加えて説明した。これらの項目は、分類の考え方によっては一部重複もあり得るが、拡大項目で説明した。

(1) 妄想型人格障害

一般の人々に対する広範の猜疑心や不満・不信を長期にもつ。特徴としては、挫折や拒絶に過度に敏感に反応したり、侮辱を容赦できず恨みを抱き続けたり、疑い深く他人の行動を歪曲して受け取ったり、個人的権利を執拗に求めたり、病的に嫉妬したり、過度の自尊心をもち常に自分を引き合いに出したり、自己の周囲や世間の出来事に陰謀を確信してしまったり（狂信的人格：狂信者たちの多くがこれに属するといわれる）する言動などがみられる。

(2) 分裂病質人格障害

社会的関係を作るのが下手で、かつ自らも望まないタイプ。ほとんど常に孤独を好む。特徴は、楽しみを享受する能力欠如、表情の冷淡さ、無関心な態度、他者への温かい情緒の欠如、批判や賞賛に対する反応の低さ、性的興味の減退、孤立癖、親密な対人関係の欠如、社会的規範や習慣に対しての鈍感さ等である。

(3) 非社会性人格障害

思考や認知パターンあるいは人づき合いや行動などに奇妙さが目立ち、職業的生活がうまくいかず、社会的にも孤立するタイプである。

自分の行動と社会規範の間に著しい差異がある。その特徴は、他人の感情に対する冷淡なまでの無関心と共感性欠如、著しい社会的無責任・社会的規則義務の無視、人間関係の持続的維持能力の欠如、欲求不満耐性の低さと攻撃性の高さ、反省心の無さ、他責および自己弁護傾向が顕著、持続的易刺激性等がある。

(4) 境界型人格障害

人格障害の中では比較的多いタイプである。その特徴は、情動が暴発し易く、とくに衝動行為が邪魔されたり検閲されたりすると口論に発展し、いつも誰か他人と衝突する。情動不安定性と衝動統率能力の欠如が特徴であり、加えて自己中心性、自我の未熟性、対人関係の不安定が目立つものである。すなわち、しばしば社会問題にもなる境界型人格障害は、人間関係、行動、自己イメージ等すべての面で不安定な性格で、気分も不安定なため、急に不機嫌になり怒りを爆発させたりする。したがって、社会的にも衝動的、予期しがたい行動にでることがある。

境界型人格障害の症例

40歳　男性　無職

これまでスリ・万引き・女遊び等、放蕩三昧を尽くした。父親は元校長でしつけも厳格であったが、一方で母親とは異なる優しさをもっていた。本人は小児期より気管支喘息発作があり、心理的ストレスが強いとき、救急外来受診し気管支拡張剤吸入やステロイド点滴をしてもらった。母は自己中心的な人で、かつて自分の誕生日に息子が喘息発作を起こし救急車で病院に送られたときも「なぜこんな大事に日に入院などするのか」と激怒した。

2月に失恋し精神的不安定に陥った。そして周囲の友人・知人に嘘をついて金を借りまくり、大食したり、女を買ったりして気を紛らした。

別れた女を呼び戻すため、2度自殺未遂を図った。1度目は狂言自殺であったがいずれも寸でのところで助けられた。断酒して回復に努めようとしたが失敗し、自暴自棄に陥っている。幾つかの病院の入退院を繰り返し、粗暴行為もあって入院継続や通院自体も断られた。今回も別の病院で断られ、父に連れられ精神科・心療内科への来院となった。人目が気になり、部屋に閉じ篭りぎみで、仕事も長続きしない。

●●●

小児喘息を成人に持ち越している人格障害の例である。児童期より家庭内でも欲求不満は大きく、とくに母子関係に問題がある。

父は怖い反面、話を聞いてもらえる親しみも併せ持つ存在と言うほど、誰かに自分をわかってもらいたいという願望をもっていることがわかる。冷たい母親と母親役を代行する厳しい反面優しい父親、できの良い優れた兄などの家族内人間関係に症状増強の要因がうかがえる。気管支喘息に対する内科的治療に加えて向精神薬の薬物療法と分析的精神療法で治療している。本例は、次に述べる演技性・自己愛性・反社会性人格障害等の要素も多分にもっていると思われる。

(5) 演技性人格障害

何でも行動や反応が芝居じみて大げさであるが、一方でそれらも浅薄で真実性がない。対人関係なども人の気を引こうとし誇張的表現をするがかえってうまくいかない。

特徴としては、わざとらしさ、芝居じみた振舞い、大げさな感動表現、被暗示的で他者から影響を受けやすい、興奮や他人の評価あるいは自己顕示を常に追求する、常軌を逸した扇情的な外見や行動、必要以上に身体的魅力に熱中、自己中心性、幼児性、ヒステリー等がみられる。

(6) 自己愛性人格障害

自分のことばかりに関心が向けられ、無制限の成功を夢見て不断の注目や賞賛を求める。他人に対して共感は乏しく、自己の能力に対する自己評価は極端に高い。

(7) 反社会性人格障害

他人の権利を著しく侵害するような反社会的行為の連続する人格で、嘘、怠惰、快楽窃盗、喧嘩、大酒飲み、そして最後には殺人などと攻撃性や妄想に裏づけられた衝動的行為が目立つタイプである。

特徴は、過度の猜疑心と警戒心、万事において細部へのこだわり、終了の無い完全癖、過剰な道義心と几帳面さ、楽しみや対人関係を排除してまでも生産性を追求、杓子定規で融通の無さ、他人の自己に対する服従や従属性を強調、執拗で不快な思考や衝動の侵入等がみられる。

(8) 回避性人格障害

他人から拒否される、ということに異常に敏感になっている。絶対的に自分を批判しないで受け入れるという約束がないと入ってこれない。社会的には引っ込み思案、また自己評価も低い。すなわち、その特徴は、広範な場面での緊張の持続、自己の社会的不適格性と劣等感、社会的場面での拒否や否定に対する過度なこだわり、過剰なまでの好悪の感情、批判や非難を怖れての重要な対人接触を伴う社会的職業的活動の回避などが挙げられる。

(9) 依存性人格障害

多くの人生問題に対して自分で責任を取ろうとせず他人任せにする。万事に自信がなく、自己能力を過小に評価し、他人の判断に頼って責任も取らせようとする。特徴として、他者が自分の生活の主要な場面や領域での責任をもつことを要求する、他人の欲求に自己の欲求を従属させ他人の意志に従う、依存する者への徹底した従属意識、孤独になれない自己無力感や否定感、親密な人間からの過剰で敏感な見捨てられ恐怖、他からの無助言に対する恐怖と自己決断能力の低下、万事に受動性、自己破滅性等がみられる。

(10) 情緒不安定性（受動攻撃性）人格障害

社会や職業上、適切な活動をすることに抵抗感をもつ。この抵抗も直接的には表現されず、見かけ上は仕事の上での無能力と判断されやすいが、上司や同僚に対する隠された敵意が根本にあることが多い。つまり、仕事や命令に対し見せかけ上、ぐずぐずしたり、忘れっぽかったり、才能のない真似をしたりする。特徴は、結果を考えずに衝動的に行動する傾向が顕著で、気分は予測不能で気まぐれである。情動が暴発し易く、行動の爆発を統制し難い。

(11) 強迫性人格障害

規則や原則、細かい点や因習にこだわり、融通が利かず、仕事にはきわめて熱心であるが、温かみのある感情表現に乏しい。強迫観念が生じやすい。したがって、その特徴は、過度の猜疑心と警戒心、万事において細部へのこだわり、終了のない完全癖、過剰な道義心・几帳面さ、楽しみや対人関係を排除してまでも生産性を追求、杓子定規で融通のなさ、他人の自己に対する従属性を強調、執拗で不快な思考や衝動の侵入等がみられる。

(12) その他、混合性人格障害

以上の型が混在してみられるもの。すなわち、上で述べた2つ以上の人格障害亜型の非定型混合タイプである。上で挙げたどれか特定のタイプに属するとは限らず、幾つかの特徴を併せ持っているものである。単純にどれか1つの亜型に分類されればわかりやすいが、現実の社会には、この混合タイプもかなり多いと思われる。

境界型人格障害(精神分裂病疑い)、PTSD等の症例

28歳　女性　無職

幼少時から実父に強姦されていた。実母は外国人で分娩後死去。育ての本妻は分裂病で県立病院に入院中。生活は自閉的で疎通性に乏しい。食事摂取の不十分で、体力低下で点滴中。

●●●

上記の例は、性にまつわるPTSDで、幼少時から児童期にかけて女性が男性から受けた強姦例である。それも、幼少時に受けた傷（それは肉体的外傷でもあるが、心の傷の方が一般には治りにくい）が、思春期から成人期にかけて後遺症となってはっきり認識され、上の例のように人格や行動に影響を与えていると思われる。加害者である男（この場合は父）も、精神異常である可能性は高い。また近年は男性が女性から受ける例もあるが、これは上司が部下に対するときなどの性的いじめの部類に属し、加害者の女性も中高年であることが多い。しかし、被害者の男性は心的外傷の後遺症にまでは至らないことが少なくない。

他方で、成人で受ける女性のPTSD例も多いが、幼少時の心身が未発達な年代に、肉親や親戚あるいは見ず知らずの男に受けるPTSDの方が、どちらかと

いうと治療も遷延し重症である。じっさい臨床の現場では、そういう例にも多く出会う。

このように、人格障害は、以上のような亜型に分けられている。
ところで、人格障害の診断には、次のような観点が必要である。
① 異常な不適応状態が、早期より持続している。
② 反復性で、矯正困難である。

ここで、神経症との区別は、次のような点で考慮すべきである。
① 神経症に特有の様々な不安症状を欠いている。したがって、一見して緊迫した状況を示さない。
② 内的葛藤がみられず、異常行動の心理機構が判然としない。つまり、それ自体が身に染み着いた異常行動といえる。
③ 持続的、反復的で、経験による反省がみられない。つまり何度も同じような行動を繰り返す可能性が多分にある。

また、精神病との区別は、次の4点に気をつけて行わねばならない。
① 幻覚・妄想等の精神病特有の症状がない。
② 人格の崩壊はみられない。つまり、性格的には明らかに異常でも、その人間固有の人格は保っている。
③ 精神の異常が進行性ではない。すなわち、確固とした安定感がある。
④ 精神病より異常の発現が早く、両親とくに母親の性格の影響を強く受けやすく、生涯にわたり持続性である。

人格障害は、神経症や心身症も同時に発展したり、社会問題になる行為が生じたりした場合に治療が必要となる。そうにまで至らなくとも加療していた方が周囲とも穏やかで安定した人間関係がつくれる。その場合、適応力を高めるための環境調整、教育、矯正訓練などのほか、個人の発達史を遡っての考慮された精神療法などがある。また薬物療法では、各種の精神安定剤や抗けいれん剤などがよく用いられる。少量でも薬を使った方がよいと思われるケースが多い。しかし、反社会性の型では、自ら治療を求めてくることはほとんどないし、多くは犯罪を起こして刑事事件にまで発展することがある。そこに至って初めて、本人の責任と同時に病状も問われることが多い。

5. 性的偏向（性倒錯）

性的偏向には、性対象の異常・性目標の異常・性同一性の異常があるが、特殊な状況下で一時的に為されたり、相互の合意の下に行われている場合は含めない。したがって、真の性的偏向とは、正常の性行為で満足が得られないものをいう。

性対象の異常には同性愛・獣愛・小児愛・フェティシズム（性愛の対象となる人物の毛髪など身体部分やハンカチ・下着などの衣服に強い愛着をもち、当の人物を離れてそれらが性の対象になった状態で、フェティシズム的服装倒錯は性的快楽を伴う）などがあり、性目標の異常には露出症・サディズム・マゾヒズムなどがある。

また、性同一性の異常には、性転換症と両性役割服装倒錯症がある。前者は、自分の生まれながらの解剖学的性の状態について不快感や不適応の意識があって、ホルモン療法や外科的治療で自分の身体を自分の好む性に変えようとする強い願望をもち、後者は異性の仲間であるという一時的満足感の範囲で日常生活の上で異性用の衣服を身に着けているが、性的興奮を伴っているわけではない。

IV
児童期・青年期の精神障害

＊＊＊

内科と小児科を全く同様には扱えないのと同じく、子供は絶え間なく心身が発達途上の存在であり、成人の精神障害とは同様に扱えないことが多い。児童期とは、通常、新生児期から思春期までを指す。子供の精神障害をみる場合、成人と異なる特徴を挙げると次のような点がある。

① 人格構造が未熟・未分化なため、症状が言語化されずに行動となって現れることが多い。
② 出現する症状が、発達段階と相関する。
③ 同一患児でも、加齢によって症状が変化する。
④ 親に依存するため、親子の人間関係の中で、精神症状を把握する。

ここで、問題となる親子関係は、次のようなものが考えられよう。以下のような保護者の態度が改められるだけで、小児の精神障害は多少の時間はかかっても改善されることが多いものである。

① 拒否的な態度
② 冷淡な態度
③ 支配的な態度
④ 屈従的な態度

表1　情緒障害によって起こる症状

発達段階	よく見られる症状
乳 児 期	嘔吐、食思（食欲）不振、便秘・下痢・息止め発作、けいれん
幼 児 期	腹痛、嘔吐、夜尿、かんしゃく、号泣発作、夜驚症、憤怒けいれん、性器いじり、頭痛、喘息発作、吃音、チック、夢遊症
学 童 期	指しゃぶり、抜毛、爪噛み、登校拒否症、神経性無食欲症、過食症、ヒステリー症、心気症

⑤　過保護な態度

⑥　過度な期待

子供は自我や人格構造が未熟なため、心理的な防衛機構は未発達である。したがって、情緒障害によって精神症状よりも身体症状となって現れやすい。

発達段階ごとに情緒障害によって起こる症状を示すと、表1のようになる。

1. 児童期の精神障害

乳幼児期の発達過程については、知能や行動が神経系の発達に伴っているため、神経機能の発達がそのまま指標となる。また、乳幼児期は母親との共生生活のような状態にあり、母親が見えないと不安を示す（分離不安）。

3歳頃から自我が芽生え、母親からの分離、自立が始まるようになる（母子分離；第1反抗期）。この頃には、母親にすがりつくことが減り、人見知りも少なくなる。母親がいなくても耐えられるようになり、しだいに外で友達と遊ぶようになる。

学童期は、6歳から12歳頃までをいう。身体的な発達とともに、運動・言語機能が著しく発達する。周囲の事物に関心を持ち、想像力・知識欲が高まり、物事を客観的にみる能力も養われる。幼児期の自己中心性も少なくなってくる。

学校生活の中では、対人関係で適応能力がついてくる。競争心や嫉妬心なども生まれてくる。

(1) 児童期の神経症の特徴

児童期にしばしばみられる神経症の特徴には次のようなものがある。

① 特定の環境の中での葛藤や欲求不満によるものが多い。

② 身体症状が目立つため、器質性疾患との区別が重要になってくる。

③ 成人の神経症のように症状が固定的でなく、一過性であることが多い。

④ 心因として、家族内の人間関係が発症要因となる場合が多い。

⑤ 保護者との面接やカウンセリングが必要となる。

⑥ 年少なほど言語表現ができないため、診断および治療は、プレイルームでの遊戯療法、箱庭療法あるいはバウムテスト、投影法テストなどの非言語的療法が用いられる。

(2) 児童期の精神障害・心身症

1）自閉症（autism）、早期幼児自閉症（early infantile autism）

単に「自閉症」ともいうことが多い。早期幼児自閉症は、生後 1 ～ 2 歳で発病することが多く、自閉症は遅くとも 3 歳までに発病する。その 4 分の 3 には知的障害がみられる。情緒的な対人相互のコミュニケーション障害・極度の固執性・言語発達遅滞などを主症状とする。その結果、周囲から完全に孤立し、周囲の人間へのまったくの無関心や、呼びかけに応答せず視線も合わせない。その他、例えば、遊びの常同性、1 つの事に対する異常な執着（同一性保持に対する強迫的固執)、反響言語（人が言った言葉をこだまのように繰り返す)、常同言語（同じ言葉だけを繰り返しつぶやく)、人称や疑問文の転倒（自分をおまえと言ったり、相手を私と言ったり、自分が要求するときに疑問形で聞き返したりする）(特有な言語発達障害)、計算や記憶などが人並み優れている（特定の物事に対する熟練性）などの症状がある。

治療は遊戯療法や行動療法を行うが、効果のあがらない患児は精神的に予後不良となる場合がある。

2）注意欠陥多動性障害（Attention Deficit Hyper-activity Disorder：ADHD）

胎生期から新生児期にかけて、何らかの脳器質的病変が起きたことによる障害である。

症状は、落ち着きのなさ、運動過多、注意や集中力の欠如または低下、学習困難などの行動障害に代表される。粗大運動は正常にできるが、協調運動による微細な運動の拙劣さ・不器用さ（運動機能障害）などもある。

言語障害、記銘力障害などの認知障害を伴うこともある。

従来は、その多くが微細脳機能障害（MBD=minimal brain dysfunction syndrome）と呼ばれていた。

治療は、薬物療法では塩酸メチルフェニデイト（リタリン等）が有効であることが知られているが、それのみに頼った治療は適切であるとはいえない。

3）精神遅滞（mental retardation）

精神遅滞とは、知的発達の遅れであり、精神発達の途上において、何らかの原因にて知的機能はじめ精神機能全般の発達が遅れる、または停止してしまう病態である。かつては精神薄弱ともいったが、近年はむしろ知的障害という言葉もしばしば使われる。文部科学省の定義では「先天性または出生時ないし出生後早期に脳に何らかの障害を受けたため、知能が未発達の状態にとどまり、精神活動が劣弱で社会への適応が著しく困難な状態を呈する者」（1966年）としている。

その原因には、先天性異常（フェニルケトン尿症やハーラー病、ガラクトース血症そして糖原病などの代謝性疾患を含む）、染色体異常、胎生期障害、周生期・乳幼児期以降の障害などが考えられる。

ここで、知的機能の低下を知るためには、標準化された知的検査によって数量的に評価されることが原則である。そこで、精神遅滞は、知能指数（IQ）によって、軽度（50～69：知能年齢8～12歳）・中度（25～49：知能年齢3～7歳）・重度（～24：知能年齢3歳以下）に分けられる。しかし、年齢が幼いほど診断は難しく、検査が施行できないこともあるので、行動観察や保護者からの聞き取りによって知能水準の推定を行うことが必要なこともある。

症候としては次のような点が挙げられる。顔の表情は弛緩し、無欲状で締まりがない。態度も年齢相当よりも子供っぽい。礼儀を欠き、引っ込み思案、落ち着きなく多動である。思考は迂遠で、回答するのが遅い。思考内容は幼稚で、了解も悪い。自発性に乏しく、抑制力低下があるため衝動的、多食、性欲亢進、徘徊、窃盗などを起こすが、一般に意志薄弱で、勉学の意欲なく、学業成績は低い。奇形など身体的異常のある確率も比較的高い。

治療は、原因に対する治療（代謝性疾患や感染症などは早期に治療を開始することでかなり改善を期待できる）と知能向上（グルタミン酸やガンマ・アミノ酪酸（GABA））および精神状態に対する薬物療法（興奮・不穏・多動を抑え、意欲減退に対し自発性を高め、情緒的安定を図り、社会的適応能力を上げる）などがある。

4）不登校（non-attendance at school、登校拒否：school refusal）

身体的および精神的に顕著な症状は示さないのに、登校をしないことのみが主要症状であるものを不登校という。以前は、不登校のことを登校拒否とよんだが、現在では「登校したいのにできない」というものも含めて、症状を広義に考慮して不登校とよぶことが多い。また従来は、学校恐怖症とよばれてきたこともあるが、厳密な意味で恐怖症ではなく、同様に不登校の呼称の方が適切であろう。

不登校は、幼稚園・小学校・中学校・高等学校そして大学など、すべての校種や年齢層で起こり得る。さらに、これが成人で出れば、出社拒否や出勤拒否、あるいは会議等への参席拒否につながる。

不登校で共通しているのは、学校そのもの、あるいは学校での人間関係の悩みや特定の場面に対する嫌悪や恐怖を、基本的には神経症としてではなく、文字通りの不登校という直接「行動」によって回避しようとする点である。しかし、これらは同時に、強迫症状やヒステリー等の神経症的症状を伴うこともあり、心身症的な身体症状を伴うこともある。このような症状が定型的になるのは、小学校の上級生（9歳から11歳）頃であり、朝起きて学校に出かける頃になると、登校を嫌がり、親がいくら説得、叱責しても、ぐずったり頑固に拒んだりする。小中学生では、頭痛・腹痛・下痢・嘔気・嘔吐等の心身症的症状を示すことも多いが、高校生くらいになると、どんなアラームを備えようと怒鳴られようと寝床から離れなかったり、ときに登校を装ったりすることもある。しかし、家庭内で無為というわけではなく、下校時以降に親友と遊んだり、夜間に塾等に外出したりできることもある。

重要な点は、本人は程度の差はあれ、ある程度の自責の念を有しており、親や教師あるいは医師が登校を促すと、明日から出ると答えるが、当日になるとやはりできなくなるのが一般的であるということである。軽症では、月曜日や夏休みなどの長期休暇後の始業時のみ不登校が起こる例もある。学生の無気力（student apathy）と間違われやすいが、これにはうつ病が関係していることもある。

このような病的行動の原因は、本人の性格や家庭での親の態度、あるいは学校での環境因があげられる。よくある性格としては、受動的、消極的、依存的、敏感で傷つきやすく、他方で自己主張が強く頑固である。幼児的であり、まだ親から精神的離乳ができていないことが多い。また、家庭では、親の養育態度が過保護で、とくに母親が子供のわがままな言動を黙認したり、あるいは逆に子供の心情を理解しようとする女性らしい繊細さに欠け、他方で父親は家庭での権威が低下し、子供の養育に関心がないか、仕事などで不在がちである。また近年は離婚等による家庭内不安定が根底にあることも多い。

学校での環境因は、一見些細な出来事でも、本人にとっては非常に自尊心を傷つけ、自分自身の存在（ときに生存）を脅かし、自信を喪失させる体験である。よくある例は、上記のような性格のため、多くの人と馴染めず孤立することが多い。そして、友人同士の幾つかのグループに入れず、いじめや嫌がらせを受け、担任教師にもそういう生徒同士の力学関係や自分の欲求不満、内的葛藤を理解されず、逆に傷つく言葉を言われたりする。したがって、担任教師の性格・人間性・児童に対する教育観もポイントになる。一般の担任教師に限らずこのような精神障害や心身症患者の病気そのものや心情を理解できない者が多過ぎる。多くのケースでは、そのような経緯で心情的にも完全に孤立し、学校という状況からますます回避しようとするのである。

これらの治療あるいは対応としては、まずカウンセラーや医師が本人と信頼関係を築き、十分な時間をかけて面接し、学校や家庭での欲求不満について本人の話を聞く（受容・支持・傾聴）。両親はもちろん、ときには担任教師や養護教諭、あるいはスクールカウンセラーの協力の下に進めていくことが望ましいこともある。上記のチーム医療的対応のほか、軽い薬物療法や心理療法を併用しながら精神療法を行うと、比較的早い改善が期待できる。

5）チック（tic）、トウレット障害（(Gille de la) Tourette syndrome）

チックは、一過性・慢性・トウレット障害の 3 型に分けられることが多い。脳における運動制御の未熟性と関係があるとされる。上の 3 型は、症状の重症度の差で区分されるが本質的には同一疾患とされ、上で述べたADHDや強迫性障害とも合併しやすい近縁疾患と考えられる。チックは数回続くまばたきや肩すくめ、あるいは首をかしげたりする動作や発声を行うが、それ自体の目的をもっているわけではない。このような動作や発声は本人にとっては、制止しにくいものであるが、全く抑えられないというほどのものでもない。ちょっとしたストレスによって容易に、また頻回に起こり、好きなことに夢中になっているときや安静で落ち着いているときには症状は少ない。精神的緊張が高まってチックが始まる際には、チック運動の感覚が想起されるが、それに抗することができない。チックの子供は、心気的傾向、睡眠障害、日常生活での緊張、友人との不和、攻撃性、反抗、親との人間関係等がみられる。

トウレット障害は、発症が 6 ～ 7 歳で、思春期までにみられる心因性のチックに比べ、やや早いといわれる。頻度は非常に少なく、数万人に 1 人という程度である。男子に多く、発症は18歳未満である。主要な症状は、多発性チック（複数の筋群に同時に起き、全身性や自傷性の場合もある）と、その場で禁止されている言葉や性的な言葉、あるいは下品な言葉などを不随意に発する症状（汚言症）であるが、汚言症はこの疾患で必発とは限らない。むしろ、音声チック（ゲッという単音や鼻を鳴らすような妙な音を不随意に発してしまう症状）は、普通の会話中に突然挿入されるような形でしばしばみられる。

チックの治療は、基本的にはチックをしていないときの状態の強化であり、行動療法（チックを抑制しないで起こらない時間を徐々に増やすような負の強化）が中心になる。それに薬物療法（抗不安薬あるいは重症なときはハロペリドール等のメジャー・トランキライザーを用いることもある)・家族療法（親の不安を除いたり、症状を責めたりする言葉の禁止等を厳重に指導する)・心理療法（遊戯療法（プレイセラピー）あるいは箱庭療法等）などが行われる。

2. 青年期の精神障害

青年期（adolescence）は、児童期から成人期へ向かって、身体的および心理的・社会的に成熟する発達過程である。

身体面では、内分泌変化とともに第二次性徴が顕著となり、精神面では性心理の発達、自我の発達、社会の中での自覚が芽生える。年齢的には、小学校高学年から大学卒業の頃までを指し、次のような5段階に分けられることが多い。

前青年期：10～12歳、青年前期：13～15歳、青年中期：16～18歳、青年後期：19～22歳、後青年期：23歳以上

精神発達の面から青年期に起こる特徴的な精神障害を挙げると、次のようなものがある。すなわち、全体を通しては、抑うつ・無気力、不登校（児童期の登校拒否に相当する）がある。年少者では、親との分離不安・父親の役割不足からくる過度の母親依存などがある。年長者では、性同一性障害もかかわってくることがある。学校に行く必要がない、という自我も芽生えてくる。不登校が続くと、行動化、つまり両親に対する葛藤、不安・緊張も高まり、家具や器物の破壊、母親への暴力などが始まることも多い（アクティングアウト：acting out）が、これは一種の心理的退行現象ととることもできる。

また大学生の無気力（student apathy）は進路への不満や悩みをもつ結果おこることもあるが、環境反応や反応性うつ状態、同一性形成の不確実さや対人恐怖症、しばしば見られるものとして多彩な症状を示す心身症があって、そのため現実から逃避しているものが多い)。さらに、家庭内暴力、対人恐怖、神経性食欲不振症、過食症、抜毛癖、自己臭症（自分の身体から嫌な臭いが発散しているために、周囲の人たちに不快感を与え迷惑をかけているという妄想的確信)、リストカット症候群（wrist cutting、手首自傷症候群：対人葛藤が誘因となり周囲の人たちが受け入れてくれないという失意体験や見捨てられ体験を表現していることが多い。根底に抑うつ感情があるが、ほとんどのケースで性格的未熟さもある。幼少期からの母親との安定した関係が得られていないために、先の体験を起こしやすい)、非行、自殺、その他神経症、精神分裂病、躁うつ病、境界人格障害などが出現する。

治療の基本は、よい患者－治療者関係を保ち、問題行動の改善、適応能力の回復、自己洞察などの目標を設定して、心理・社会的な成熟を促しながら、しっかりと自立した現実的生活ができるように支援することである。環境要因が発症に大きな影響力をもつため、身体化、行動化の激しい場合には、入院治療が必要となる。家族カウンセリングや家族療法も多くの場合必要である。行動療法や薬物療法も行う。

(1) 家庭内暴力（DV：domestic violence、学校内暴力：school violence）

青少年期には、種々の内的葛藤が神経症なその症状化されずに、直接に行動化（acting out）されることも多い。

とくに小さな非行から大きな社会問題に発展することもある。このような青少年の性格傾向や家庭での親の養育態度も、先述の不登校で述べたものと共通する部分が多く、もともとは依存的、敏感で傷つきやすい反面、自己主張が強く頑固で幼児的なところがある。家庭での親の養育態度が過保護であるのも、母親の過干渉、父性の欠如などの状況も共通している。人生観や価値観の違いが根底にあって、その上、親や学校の要求水準が高く、内的葛藤や欲求不満に対する耐性が低いなどの傾向があり、困難に遭遇すると挫折しやすい。すると容易に自暴自棄になり、自分自身に対する攻撃性を母親（ときには父親）などに向け、自分がこうなったのも親の責任とばかりに暴力をふるい、家具を破壊したりする（家庭内暴力)。こういう行為の根底には、親や目上の者を尊敬するという社会規範の崩壊も関係していると考えられる。

他方で、近年は学校内暴力の増加や学級崩壊ということも、社会問題化されている。これも、根は同じと考えられ、学業成績の不良や部活やサークルで自己を顕示し活躍できる場がないことによる学校生活での不満や挫折感が、彼らにとって一部の教師や学校そのものに代表される無理解で保守的・権威的なものに対して直接的に、個人的もしくは集団的暴力・破壊行為として行動化されたものである。

(2) 自殺(suicide、自傷行為)

これらも上と同様の機転で起こるが、青年期の内的葛藤や欲求不満による攻撃性が、直接に自分自身に向けられた結果の自己破壊行動と考えられる。完全に予知・予防するのは困難であるが、普段からちょっとした言動の変化に気をつけることも大切である。小さなサイン（sign、徴候）を身近な者におくっているケースもある。

(3) 児童虐待（child abuse）

青年期の精神障害というわけではないが、性的・身体的にのみ成人化し、子供ができて養育する立場になったときに、自己の精神的未熟さゆえに幼児虐待や児童虐待が起こることが多い。これは、親や親族が、抵抗のできない幼児や児童に自分の意のままに暴力を加え、多発骨折・脳内出血・火傷・皮膚損傷・栄養失調などを生じさせ、ときに内臓破裂や餓死による死に至らしめることもある。これには、親自身も子供の頃に親から注がれた愛情が少ないとか、同じように暴力をふるわれた経験があることが多いともいわれるが、我慢を知らない耐性の低い人格や、仕事や夫婦の人間関係に関して家庭や社会でのストレスも関連する可能性がある。また、しばしば片親または両親ともに、精神障害とくに神経症や人格障害を有する例がみられる。むしろ、近年はその可能性が高いケースが多い。そのため、一時的に反省し改心したかに見えても、親に対する継続的なメンタル・ケアを行わなければ再発の可能性が非常に高く、親に対する新たな治療を要することも多い。

V
老年精神医学

＊＊＊

21世紀の始まりとともに老人人口はますます急激な増加傾向を示し、超高齢化時代の到来もそう遠くないと考えられている。しかし、これにも増して、老年精神障害者の増加率は一般老人人口のそれを上回っているのである。これには、高齢者が精神障害に罹りやすいという現実がある。老年期の精神障害には、若年期に比べ成因・症状・経過・予後について、幾つかの特徴的な点がある。

1. 老化と精神機能

一般に、老化とは、個体の成熟後に引き続いて起こる現象で、個体の機能が次第に衰えていく状態である。したがって、老化の先には個体の死が位置づけられる。老年期とは、従来は65歳以上を指していた。今後は、健康で活動的な高齢者が増えてきたため、一般概念が引き上げられるかも知れない。しかし、ここでは一般論にしたがって、65歳以上を高齢者とみなして話を進める。

老年期の精神機能の変化とくに知的機能の衰退は、脳の変化に関連するとみられている。健康高齢者にみる知的機能の低下は物忘れを代表とする記憶障害

（思い出せない）にとどまり、日常生活にそれほど支障はない。ところが、脳の病的変化によって起こる痴呆老人の知的機能の低下は、記憶障害にとどまらず全般的な知能低下であって、記銘障害（直前に起こったことも覚えられない）や簡単な計算障害、失見当識も生じ、進行性の経過をとって日常生活に支障をきたす。

老年精神疾患の特徴は、次のようなものがある。

① その原因が単一でなく、多因性である
② 身体疾患が随伴してくることが多く、治療上で問題になる
③ 脳の老化と関連をもつ症候群を起こしやすい
④ 心身の相関が若年者より著明である
⑤ 非定型的症状をとりやすいこと
⑥ 臨床経過が環境因子によって強く影響を受ける

以上の各項目に少し説明を加える。老年精神疾患の要因は、若い世代に比較すると、単一因子によらず多因子性になってくると考えられる。神経細胞数や水分量の減少によって、脳重量も15％から20％以上も減少し、前頭葉や側頭葉を中心とした脳の萎縮も起こってくる。また、組織学的には、リポフスチン顆粒の増加や沈着がみられるようになり、老年痴呆やアルツハイマー病では老人斑、アルツハイマー原線維変化などが大脳皮質全体にわたってみられる。これらは健康な高齢者にもみられるが、側頭葉を中心に少し認められるに過ぎない。

身体的老化も非可逆的に進行しているので、当然、身体疾患を別に有することも多い。したがって、双方の治療を同時に進行させねばならないこともしばしばであり、薬物の相互作用やそれぞれの疾患の関連性などにも留意しなければならない。脳の老化と関連をもつ症候群を起こしやすく、急性の場合は意識障害を必発とする急性脳症候群、慢性では痴呆症状を主とする慢性脳症候群がある。ただし、これらはすべて総称的であるので、具体的に理解する必要がある。

このように、老年精神疾患では脳の器質的変化が根底にあることが多いが、他方で心理的、環境因あるいは状況因、さらに社会的原因によって修飾を受け、さらに何らかの身体疾患によって大きな影響を受けやすい。したがって、その

原因が単一でなく、多因性であることは明らかである。

さて、その臨床分類は、大別して次のようになる。

2. 脳器質性精神疾患

脳に器質的障害を有する疾患群であり、次のような種類がある。

(1) 老年痴呆

初老期から老年期にかけて好発する変性疾患であって、進行性の痴呆を主症状とする。発症年齢も50歳以上（多くは65歳前後）と遅く、アルツハイマー型老年痴呆ともいうが、病理的にはアルツハイマー病と同様に脳の神経細胞に老人性変化を認める。ただ、本疾患の発病の原因は不明な点が多く、遺伝素因に種々の外的要因や環境要因が絡んで発症すると考えられる。65歳以上の老人の２～３％にみられ、加齢と共に増加するので近年は増加しており、性別は女性にやや多い。症状の特徴は、記憶障害を中心とした健忘性痴呆である。身体面ではかなり早期に括約筋の障害が起こり、失禁も多く、大便をいじくり散らすといった退行現象もみられる（幼児がえり）。さらには、火の不始末・攻撃行動・徘徊（目的もなく、昼夜を問わず、あちこち歩き回ること）・性倒錯行為（異性に対し本能や感情異常による社会規範に反する行為）・拒食・自殺企図などの問題行動に発展することも多い。治療は、現在のところ十分な原因療法がなく、ほとんど対症的に対応している。

(2) 脳血管障害性痴呆（脳卒中後遺症型痴呆・多発梗塞痴呆など）

脳血管障害性痴呆（脳血管性痴呆ともいう）の基本にある病理は、脳の動脈硬化である。これによって、脳梗塞・脳軟化あるいは脳出血などの脳実質性病変に至ると、脳血管性痴呆を生ずる。脳卒中で大きな傷害巣をつくり、その一部分が残り、それによって起こる痴呆が脳卒中後遺症型痴呆であり、小さな梗塞巣があちこちにできるものが多発梗塞痴呆である。この痴呆の発症年齢は

50～60歳代が多く、脳卒中（脳血管障害）の多発発症年齢と同様である。脳血管性痴呆の症状は、まず記銘障害である。つまり新しいことを覚えられない。記憶・計算・理解力など知能の低下は否めないが、それも部分的であることが多く、全体的には人格は比較的保たれている印象がある。また病識も保たれ、逆にこのことが後述する感情失禁（情動失禁）や反応性うつ状態を惹き起こす。これは、老年痴呆のように脳神経細胞の傷害が全般性でなく、限局性であるためであり、斑（まだら）痴呆といわれる所以である。症状の特殊性の1つに、感情の起伏が激しいことが挙げられる。これが先に述べた感情失禁（情動失禁）となって症状を示す。今まで皆と楽しく会話していたかと思うと突然に、泣き出したり、攻撃的になって怒り出したりする。また、一過性の意識障害、とくに夜間せん妄を呈することがある。

傷害部位によって、構音障害・片麻痺・知覚障害・失語・失行・失認などが起こり得る。痴呆の進行自体は緩徐で漸進的であるが、経過中に脳の循環障害による上記症状などが起こってくる。末期には、老年痴呆との鑑別は困難となる。

治療は、脳血管障害に対する一般的治療、すなわち降圧剤投与・脳循環改善剤・生活指導などのほか、老年痴呆と同様に行う。予防も可能で、上に準じた生活指導を行う。

(3) 初老期痴呆（アルツハイマー病・ピック病など）

進行性の痴呆状態が、40歳前後から起こってくることが多いものである。アルツハイマー病・ピック病に代表されるが、それらの罹患率は0.1％程度と推定される。病理組織的には、神経細胞の変性および脱落・老人斑などがみられ、アルツハイマー病ではアルツハイマー原線維変化、ピック病では膨張した神経細胞（ピック細胞）などがみられる。症状は、アルツハイマー病では初期から著明な記憶・記銘障害、見当識障害があり、落ち着きのない多動傾向（反復や徘徊など）があり、錐体外路症状として筋緊張亢進・筋強直・歩行障害などがみられる。原因療法はなく、すべて対症的である。一方でピック病は、最初から人格変化が目立ち、その他に言動異常や情意障害がみられ、知能低下は著しくない。仕事を放棄したり、出勤時間を無視したり、虚言や無分別な反社会的行動をするといったような人格異常の印象が強いため、精神分裂病などの内因性精神病と間違われることもある。

3. 機能性精神疾患

高齢者にはうつ病、幻覚妄想症、神経症のような精神疾患が目立つが、本質的にはこれまで述べてきた内容と変わりはない。ただし、長い生活史の中で症状が固定化し、また難しい家族関係や個人の偏向した性格など、様々な心理社会的因子が複雑に絡み合って、一般には治癒しにくい例が多い。場合によっては改善さえ難しい例も少なくない。

急性ストレス反応、反応性うつ病（老人性うつ病）、睡眠障害等の症例

82歳　女性　主婦

医学部名誉教授の妻。家庭でも大学同様、研究の仕事をそのまま持ち込み、家庭を顧みることなく、威厳と権威そして「日本男児」的保守性を貫いてきた夫に、60年近くも添い遂げた。母子家庭にも似た生活の中で、男女２名の子供を育て上げ、２人とも独立させた。しかし、不幸なことに、独立して家庭までもっていた息子の突然死が昨年降って湧いたように彼女を襲った。夫は、一時は悲しみにくれたが、まもなく再び回復した。しかし、母親としての彼女は、不眠・食欲不振・意欲低下等と、容易には回復しなかった。食事も全くとれず来院時には、毎回のように、脱水と栄養不良の改善のために点滴治療を行った。以後、老人性反応性うつ状態が、治療抵抗的、遷延的に持続している。

●●●

社会的名誉を生きがいとし、研究至上主義であった医学部名誉教授の妻として、長年連れ添い内助の功を遂げてきたが、自分自身にとっては唯一の生きがいだった一人息子の突然死によって、夫との人生観や価値観の違いは結婚当初から頭ではわかってはいたが、ここに至って生きる希望を見出せなくなり、そのことが急性ストレス反応として、不眠、無食欲、意欲低下、全身倦怠等の症状を伴う、うつ病発症を招いた例である。誘因は、急性ストレス反応でも内因性の可能性も含め、老人性うつ病の例とも考えられる。

心身医学　各論

VI
心身医学と心身症

＊＊＊

(1) 心身医学とは？

心身医学（psychosomatic medicine, Mind-Body Medicine）とは、かつて精神身体医学と称されたが、患者を身体面とともに、心理面、社会面（生活環境面）含めて、総合的、統合的にみていこうとする医学をいう。今日の心身医学は臨床各科の疾患一般について、心身両面から総合的、統合的に病状を捉え、全人的な医療をおこなう方向に発展しつつある。現代の心身医学は、身体面・心理面・社会面における相互作用についての科学的な研究結果を踏まえ、心身医学な教育、診療システムを確立することを志向するものといえる。

人間は身体をもった存在であると同時に心理・社会的存在でもあるから、精神的要因が身体に影響を与えることも当然であろう。

(2) 心身症の定義

このような心身医学が主な治療対象とする心身症は、日本心身医学会の定義（1991年）によれば「身体疾患のなかでその発症や経過に心理社会的因子が密接に関与し、器質的ないし機能的障害が認められる病態をいう。ただし、神経症やうつ病など他の精神障害に伴う身体症状は除外する」となっている。つまり、心身症はまず「身体疾患」であり、身体症状が主たるものである。しかし、

「その発症や経過に心理社会的因子の密接な関与」が認められるものである。次に「器質的ないし機能的障害が認められる病態」とあるが、どの程度「心理社会的因子の関与」が考えられるかによっている。例えば、胃潰瘍はいちおう心身症の分類中にも名を連ねているが、本来は一般に立派な消化器内科に属する内科系疾患とみなされていた。

しかし、その発症や増悪にその人の性格や「心理社会的因子」が関連するという意味で、どちらにも分類されてしまう。現在はピロリ菌等の病原菌の関与も指摘され、すべてが性格や心理・社会的因子が直接に関連するわけではないが、自律神経系の支配の強い器官だけに心因の影響を無視することはできない。したがって後者の影響が強いと考えられる場合のみを「心身症」と考えて、その方面からの治療を考慮するわけである。

(3) 心身症の分類

このような意味で、「心身症」という独自の疾病が存在するというより、「心身症がしばしばみられる疾患」と言った方が適切であろう。あるいは「心身医学的配慮がとくに必要な疾患」と考えられる。そのような心身症とその周辺の疾患には、非常に多くのものがあるが、主要なものに限って列挙すると、次のようになる。

呼吸器系：気管支喘息、過換気症候群（過呼吸）、ため息、しゃっくり
循環器系：発作性頻脈、高血圧症、血管れん縮（レイノー病・バージャー病）、異型狭心症
消化器系：消化性潰瘍、慢性胃炎・胃酸過多症、過敏性腸（大腸）症候群、潰瘍性大腸炎、慢性便秘症、空気嚥下症、心因性嘔吐症
内分泌・代謝系：甲状腺機能亢進症、糖尿病
筋肉系：背痛、腰痛、筋けいれん（チック・書痙）、慢性筋肉痛、痙性斜頸
皮膚科系：皮膚掻痒症、アトピー性皮膚炎、円形脱毛症、多汗症、慢性蕁麻疹、湿疹

中枢神経系：緊張性頭痛、めまい症、失神
整形外科系：関節リウマチ
泌尿・生殖器系：排尿障害（神経性頻尿、過敏性膀胱、排尿困難症）、夜尿症、インポテンツ
産婦人科領域：月経障害（無月経、月経困難症）、月経前緊張症（PMS）
眼科領域：視力障害
耳鼻咽喉科領域：耳鳴り、メニエール症候群
歯科口腔外科領域：顎関節異常症
その他：食行動異常、摂食障害（神経性食欲不振症、過食症）、肥満症

このなかには一過性の心身反応、発達の未分化による心身症状、神経症なども含まれている。

過換気症候群や過敏性腸症候群のような機能性疾患はもちろん、気管支喘息や高血圧症のような器質的疾患ともいえる内科的疾病も心身症に加えられることがある。これは、先にも述べたように、全てが心因で起こるというわけではなく、多分に体質やアレルギー因子、感染、気象等が関係して発症することも多いが、その重要な一因として「心の状態」あるいはストレスに対処する「心の対応」の仕方の特徴が発症に絡むこともしばしばあるのである。これまでの伝統的な医学の範疇にとらわれず、この心理社会的因子も無視したり軽視したりもせずに、正当に評価して総合的あるいは統合的にアプローチしようとするのが心身医学の立場である。このことは内科以外の多くの心身症でも同様である。

愛されたいという願望（依存性性格）の潰瘍、母親からの分離不安から起こる喘息、「A型行動パターン」つまり野心的・競争的・情熱的な完全主義者で、いつも時間に追われてセカセカし、人に敵意を持ちやすい性格型は狭心症や心筋梗塞などの虚血性心疾患になりやすい等の考え方がある。

慢性心不全・アルコール性心筋症・アルコール依存症・痛風発作・急性腎不全の症例

42歳　男性　銀行員

40歳頃から動悸・息切れ・倦怠感がしばしば生じていたが放置。患者には、営業上の付き合いや大学時代からの不規則な生活や大量飲酒の習慣（焼酎720mlのボトル1本/2日、20年間）があった。症状が増悪してきたため、同僚の勧めで翌年病院を受診し「アルコール依存症」および「慢性心不全」の診断で即日入院となったが、「仕事上の事情」ということで病院から職場に出勤していた。病床での安静も守れなかったが、強心剤や利尿剤の効果もあり、症状がほぼ消失したため、退院し外来でフォローを受けることとなった。

その後、生活が再び不規則となり飲酒癖も元に戻り、上記症状の出現・増悪と服薬後の寛解を繰り返し、通院もきわめて不規則であった。翌年になって心拡大も著明になり、症状も一層増悪したため病院への精査および治療入院を勧められたが、これを拒否。しかしそれ以後も関係周囲および家族からの熱心な勧めもあって一応入院を決意し予約した。ところが家族にも相談なく、また病院側にも無断で、会社を退職し、本土各地を観光旅行。しかし、その後、症状がますます悪化して苦しみ、入院予定の約1カ月後に突然帰郷し、緊急入院となった。

生活歴で児童青年期の身体的・心理社会的な不自由はない。17年ほど前より定期健診で蛋白尿陽性とでることが多く、「慢性腎不全」と医師に診断された。

身長157.6cm、体重61.5kg。血圧は右156/108、左150/98mmHgで高血圧。脈は頻拍だが整である。呼吸数35回/毎分で頻呼吸。胸骨上付近に冷汗をみる。眼瞼結膜は充血し、眼球結膜はやや黄疸調。肺の異常音は聞かないが、心音で収縮期雑音を聴取する。肝肥大の徴候あるが、神経学的異常を認めない。血液検査でやや多血症傾向。尿蛋白（2＋）。血液生化学で肝機能異常、高尿酸血症、高脂血症を認める。血清で肝炎所見はない。胸部X線で心臓肥大、肺には異常を認めなかった。心電図検査で、心房負荷・心筋虚血・左室肥大等の所見あり。

入院当初より、まず慢性心不全治療に集中し、ジギタリス等の強心剤および利尿剤を積極的に使用した。入院後数日は医師や看護婦の指示をよく守り、安静・食事・断酒を実行したため、症状や心拡大は急速に改善した。しかし1週間もして入院生活にも慣れると医師や看護婦の指示を守れない行動も目立ちはじめ、心機能・心拡大に大きな変化は見られなくなった。再三の注意にもかかわらず無断外出・外食も看護婦の目を盗んでは行っていた。入院17日目に乏尿がみられ、翌18日目右の膝関節痛出現した。体動もできず痛みも激しく、尿酸値も高かったため、痛風と診断し、まず消炎鎮痛剤、続いて尿酸排泄剤を投与した。数日後には疼痛・腫脹は治まるも腎機能の悪化をみたため、利尿剤を使っての点滴を開始した。腎機能は徐々に回復したが、尿酸値は相変わらず高かったため尿酸産生抑制剤に変えて様子をみたところ、発症後10日目前後には腎機能は正常になった。そこで、粘り強く受容的または支持的態度で本人に接し、行動療法を組み入れて、これまでの生活習慣の反省・見直しと断酒を励行させた。その結果、数週後くらいから次第に治療者とのラポールも確立するようになってきた。先の成果もあってか検査結果にもはっきりと表れ、入院3週目には心雑音が聴取できなくなり、心機能は良好になった。肝腫大も改善し、腹部エコーでも大きな異常なかった。種々の臨床検査の結果、心機能および腎機能ともに、まだ可逆的なレベルにあり、治療によく反応することが確認された。このことを精神療法の中で本人に説明し、治療意欲を引き出した。高尿酸血症も認めることから、尿酸産生抑制剤を継続投与することとした。

●●●

本例は当初、動悸・息切れ等の症状および胸部X線における著明な心拡大、さらに聴診でⅢ・Ⅳ音を伴うgallop rhythmと収縮期雑音を認めたため、僧帽弁閉鎖不全症による心不全か拡張型心筋症を疑われた。ただ、およそ20年間にもわたる大量飲酒摂取習慣の存在（アルコール依存症）という事実と、安静および断酒と心不全治療を優先した入院直後の数日間で聴診上の雑音も聴かれなくなり、症状および心拡大も著しい改善をみたことなどから、アルコール因性の心筋疾患を疑い、アルコール性心筋症の診断基準に適合することがわかった。痛風発作も、これまでの生活習慣と、入院してまでも勝手な食行動をおこなった結果でもある。このような点からも、行動療法の観点で治療を考慮しなければならない。

精神・身体依存のアルコール依存症、すなわち銀行の営業職からくるストレスから逃れるために始めた大量の飲酒歴が、度をはずれた異常摂取を続けた結果、心臓の器質性疾患に発展し、最終的には心不全で入院、慢性心不全で退院フォローとなったケースである。心不全徴候も消失し、急性腎不全も改善した段階で、本患者の問題点は治療に関係した生活上の自己管理がどの程度徹底でき、医師の指示を守れるかに絞られた。入院後の院内行動を観察し、本患者と良好なラポールを結ぶべく努力を重ねた結果、患者側の行動にも落ち着きが次第にみえてきた。慢性心不全を伴うアルコール依存症の症例で、乱れた生活習慣、大量飲酒癖、通院も不規則という治療コンプライアンスの悪さを伴った例であった。幾度となく入院を勧められるもこれを拒否し、さらに同僚および家族からの熱心な勧めもあって一応入院を決意し予約をしたが、家族にもまた医療関係者にも無断で、会社退職し、本土各地を旅行するほど自己中心的で身勝手な行動を有する例として、内科的治療のほか心理療法の併用を必要とした。本例は入院当初より、長年のアルコール依存症の病歴や、家族にも内緒で会社を無断で退職し、入院予約を無視し旅行に出るなど問題行動も多かったため、内科的治療のみならず、精神療法を含む心身医学的対応が不可欠な例であった。

(4) 心身症と神経症の違い

これまでは前者が身体症状の比率が大きく、後者が精神症状の比率が大きいと区別されてきた。たしかに誤りではないが、その後新しい視点として、心身症の患者は自分の感情（症状）に気づきにくく、またそれを言葉で表現しずらい（アレキシサイミア）一方で、神経症患者は逆にどちらかというと感情の気づきと言語表現が豊かである、との見方もある。

つまり、一般に神経症の患者は、自分の感情や症状に敏感で、これを巧みに言語に表現して活発に発散する。他方で心身症の患者は、生まじめで仕事熱心、心理・社会的には過剰適応型であり、想像力に乏しく、精神的葛藤を自分の言葉で他に向かって表現するのが苦手なため、情動はもっぱら行動や身体症状という形で処理されてしまう、と説明されるわけである。このように、心身症の成立には何らかの原因による持続的で強い緊張状態があり、これが交感神経系あるいは下垂体、甲状腺および副腎皮質ホルモン系の適応反応に障害を起こし、自律神経系支配下にある諸器官の機能障害つまり身体症状となって現れる、と考えられる。

(5) 心身症の診断

以上から、心身症の診断には、①発作出現を含めた日常的な身体症状や症状となって出現する以前の機能障害の存在を確認し、②その発現に精神的要因が主要な役割を果たしている、ことを示す必要がある。このため、身体的な診察や検査もまず必要であるが、十分な時間をかけて面接し、出生以来の生活歴、生活習慣、性格傾向、行動型、家族や周囲を含めた人間関係、発症前後の詳しい状況を調べることが大切である。さらに、必要な心理検査を含め、精神的症状を詳細に記載する。先述のように、神経症は精神症状を主とするからである。注意すべきは、幻覚や妄想などの明らかな精神症状がみられる場合には、心身症や神経症レベルを超えており、安易に心身症や神経症といったような診断を軽々しく下すべきでない。

(6) 心身医学の臨床応用としての心療内科

心身医学の臨床（心療内科）には、すべての医療の「つなぎ役」、とくに全人医療の核としての役割と心身症の治療という2つの役割がある。

心療内科という専門科はまだできて新しいため、心身症という病態の患者は、心療内科という心身医学の専門科よりも、むしろ一般内科や脳神経外科あるいは精神科、産婦人科などの他科を受診している場合も多い。また心身症専門の臨床科には、そのような他科で適切な治療を受けていないため、病状が遷延化し、ときに悪化、難治化した症例が多く受診し、治療に難航することがしばしばある。さらに受診する患者には、精神医学的にはほとんど正常範囲のものから、心身症はもちろん神経症圏の者あるいはうつ病圏の者があり、ときには精神病圏のものまで受診してくる。とくに、うつ病圏の患者の受診率も最近は高い。本来は、精神科でみるべきとの意見もあるが、じっさいには患者の判断で心療内科を受診することも多いのである。このような心身症患者の動向と心身医学の臨床科の実情に鑑み、望ましい心身症医療と望ましい心身医学の展開のためには、心身医学の臨床に必要な独自の診断および治療の方法が必要であり、例えば精神科的面接、内科的診察、そして診断補助として広い意味での心理テストの活用と正しい評価なども必要不可欠である（後述）。望ましい心身症医療は、よい治療関係を基盤とするし、そのためには病気を多方面から多軸的に心身両面から評価し、病者という人間全体をよく理解しなければならない。

(7) 小児心身症

ここで、とくに発達段階における心身症の現れ方の違いにも留意しなければならない。とくに小児期に起こる小児心身症は、発達段階によって現れる症状が、特徴的である。次に図にして示す（図4）。

図4は、各発達段階における小児心身症の症状の種類についてまとめたものである。幼児期の比較的単純な身体症状から、発達段階が進むにつれて、症状が身体・精神の両面にわたって多彩に、かつ複雑な様相を呈することがわか

	乳児期	幼児期	学童期	思春期・青年期
その他の疾患	全身性発達障害	発熱・吃音	吃音	吃音
感覚器		乗物酔	乗物酔・めまい	乗物酔・めまい・耳鳴り
神経精神		易疲労	易疲労・失神 知覚生涯・運動障害 かん黙	易疲労・失神 知覚生涯・運動障害 かん黙・失声
内分泌		肥満症	肥満症	肥満症・神経性食思不振症・やせ症・クッシング症候群
泌尿器生殖器		夜尿・頻尿・遺尿	夜尿・頻尿・遺尿	夜尿・頻尿・遺尿・尿閉 月経障害
消化器	噴門幽門けいれんによる嘔吐　下痢 便秘	嘔気嘔吐・腹痛 下痢・便秘・食欲不振 便秘	嘔気嘔吐・腹痛・下痢 便秘・食欲不振・多食 口内炎・歯ぎしり	嘔気嘔吐・腹痛・下痢 便秘・食欲不振・多食 食品アレルギー・呑気症
循環器				動悸・胸痛・頻脈 不整脈・起立性障害
呼吸	息止め発作	気管支喘息	気管支喘息 神経性咳そう	気管支喘息・呑気症 神経性咳そう
骨・筋肉		憤怒けいれん	関節痛・足痛・チック 緊張性頭痛	関節痛・足痛・チック 緊張性頭痛・筋痛
皮膚	湿疹	湿疹	いぼ・湿疹・多汗	いぼ・湿疹・多汗 慢性蕁麻疹 円形脱毛症

図4　各発達段階における小児心身症

る。

(8) 心身症の治療の流れ

心身症の診察は、まず面接によって行われる。初診の場合は、少なくとも30分、平均でも45分から1時間くらいかけて行われるのが一般的である。聴取される項目には、現病歴（今もっている症状や病態の発現した経過）・生活歴（生活史ともいうが、病気の発生に何らかの関わりがあると考えられる、生まれてから今日まで個人の辿ってきた生育歴および発達史）・家族歴（家族や本人につながる血統家系における近親者の種々の疾患罹患状況）などがある。面接による診断としては、まず精神性の診断がある。すなわち、現在の精神状態・性格傾向・幼児期の精神力動状態などの考察や診断である。現在の精神状態とは、いま患者あるいは来談者が不安状態であるか、抑うつ状態か、強迫状態か、ヒステリー状態か、心気状態か等の診断にあたる。

性格傾向は、内向性格・外向性格・循環気質・分裂気質・てんかん気質というような性格についての診断である。また、精神力動の診断については、幼児期に親との間の愛情関係に歪(ひずみ)がなかったか等が問われる。

(9) 心身両面からのアプローチ

次に、このあと述べる心理テスト等を行う。心身医学では質問紙法がよく行われるが、CMI や Y-G テストなどが知られている。そして、普通はここで必要最小限の身体面のチェックが行われる。これは、一般内科の診察や検査と基本的には同じであり、不整脈や狭心症に対しての心電図、胃潰瘍などに対しX線や胃カメラ、糖尿病や甲状腺機能異常などに対する血液検査等がある。精神医学とは少し異なり、心療内科にみられる主な病態、つまり心身症の診断には身体的症状が主であるため、基本的にはこのような内科的診察や検査は不可欠である。こうして、最終的には心身両面からの診断が為されるわけである。

心身症・心気症的な症例

42歳　男性　整備士

主訴：嘔気、後頭部痛、疾病不安（心気症）

既往歴に「慢性鼻炎」、家族歴では母が腸炎、喘息。父は胃癌で死去した。

現病歴であるが、17歳時に学校医より「腎臓が悪い」ので過激なスポーツは避けるように言われたというが、詳細は聞かされていない。36歳時に保健所で、尿蛋白および潜血を指摘された。39歳時頃より、職場検診で150/90mmHg前後の境界域高血圧を指摘されるも、自覚症状はないため放置した。このときは、尿蛋白(2＋～3＋)、潜血(＋)。41歳時の5月頃より、頭痛、嘔気増強したため、近医受診したところ血圧が180/100mmHgと高く、降圧剤を使用し落ち着いた。翌年3月頃より、両肩から頚部にかけての圧迫感および鈍痛が生じ、後頭部痛および嘔気を伴った。以後、180～200/100～110mmHgの高血圧が続いたため、職場の嘱託医より依頼を受けて内科外来で通院治療が続いていたが、心因的なものも強いとみなされ、心療内科を紹介された。臨床診断は、#1.高血圧症、#2.慢性腎炎となっていた。

●●●

この症例は一見、内科のみで対応できる患者ととられがちだが、実際に接してみると心療内科的患者とすぐにわかる。この患者の病態を、心身相関という立場からみた場合、次のようになろう。すなわち、児童期からの慢性腎炎という持病から、腎臓検査等の検査値に敏感になり、毎食メニュー中の食塩濃度・タンパク質含有量などに異常にこだわるようになり、強迫神経症レベルに発展した。その一方で、腎機能に関係の少ない脂質や炭水化物の摂取には無頓着で、肥満症となった。現在の職場に勤務するようになって、軽症高血圧から中等度高血圧症にまで発展して、ますます神経症的傾向は助長し、さらに心臓および腎臓疾患に対しても心気症的発展を起こした例である。眼底写真で軽度の網膜動脈狭細化を認めたが、さほど大きな問題である段階にないと考えられ、降圧剤服薬と生活指導で対応できる。最終的には大学病院で検査入院の上、心療内科で行動療法・バイオフィードバック療法を実施し、慢性疾患の自己生活管理を指導し、引き続き外来フォローとなったケースである。すなわち内科的治療のみならず、行動療法・心理療法の併用を必要とした。心因性の動揺性高血圧の病態も考えられて多彩な身体症状が次々に生まれ、ときに検査しても何も見つからないという「心気症」という診断も加わることがある。

(10) 治療における簡易精神療法

治療については、ほとんどの例で、簡易精神療法が行われる。これは、受容・支持・保証の3原則によって行われる。受容とは、患者の症状の訴えを批判することなく、傾聴することである。そして共感することである。支持とは、患者あるいは来談者の状態を支え励ますことである。ただし、抑うつ状態の者に、不用意な激励の言葉は禁物である。「悪気はなかった」どころか、善意から出た言葉であっても「がんばってください」の一言が、例えば抑うつ神経症やうつ病の患者にはどれだけ重荷になるか、信じられないほどである。ときに、その期待に十分に応えられない自分を責めて、最悪の場合、自殺にまで追いやってしまうこともある。したがって、患者あるいは来談者の精神状態がどのようなものであるかを正しく判断した後でなければ、適切なカウンセリングや精神療法はできないと心得た方が無難である。

しかし、患者あるいは来談者の状態を支え励ます支持的立場は、一般には妥当なものである。そして保証とは、内科的検査や心理テスト、そして面接の結果を総合して、患者や来談者の症状が心因性であることを説明し、適切な治療によって必ず良くなるという確信を抱かせることである。この 3 原則を正しく理解し、適切に行使すれば、簡易精神療法そのものは、うまくいったことになる。

(11) ラポールと薬物療法

こうして、ラポール、すなわち治療者（臨床心理士やスクール・カウンセラー等を含む）と患者（または来談者）との間にできた基本的信頼関係が確立した後は、通常は薬物療法が行われる。精神症状に対する薬物療法については、別に少し詳しく記しておいた（p.36～p.38）。心身医学では、精神科系の薬物のみならず、それぞれの身体症状に合わせた内科系の薬物を、同時に処方することも少なくない。

(12) 自律訓練法

その次に、自律訓練法が行われたりする。自律訓練法とは、自己催眠法の一種であり、同時にストレスのセルフ（自己）コントロール（制御）法である。方法の手順と内容は、まず安静になる予備練習を行い、次から第 1 ～第 6 公式に順次マスターしてから進んでいく。すなわち、両手と両足の重感（楽な姿勢をとり「重たくなる」と自己暗示で唱える）、両手と両足の温感（「温かくなる」の自己暗示）、心臓調節（「ゆっくりと拍動している」などと自己暗示）、呼吸調節（「呼吸が楽だ」等の自己暗示）、腹部温感（「おなかが温かい」等の自己暗示）、額部冷感（「ひたいが涼しい」等の自己暗示）の 6 段階の公式をトレーニングするものである。

(13) 行動療法における系統的脱感作法

行動療法なども頻回に用いられる。行動療法は条件反射を基本にした治療法であり、本人にとって好ましく、一般的にも望ましい行動出現を助長し、逆に問題のある行動を減らすように学習理論から導いていく科学的方法である。オペラント条件づけに基づく行動療法をオペラント療法といい、患者の症状を報酬と処罰によって条件づける方法である。正しい行動には報酬を与え、誤った行動には処罰を与えて、誤った条件づけを直し、正しい行動を再学習させるわけである。

行動療法で、比較的よく用いられるものが、系統的脱感作法とよばれるものである。これは、例えば「高所恐怖症」の患者に対して、その高所恐怖のイメージを自律訓練法によって脱感作するものである。具体的に例をあげて説明すると、高層ビルの屋上から下を眺めることができれば100点、ビルの中層階の窓から下を見下ろすことができれば80点、歩道橋が50点、一般ビルの3階が30点、自宅の2階が10点というふうに得点ランクをつける。そして一番軽い恐怖イメージから脱感作を行って（本例では、例えば自宅の2階の窓からしばらく外を眺めるなど）、最後に目標の高層ビルの屋上から下を眺める恐怖を解消させるようにするのである。電車等に乗れない、人の集まるところに行けないという「広場恐怖」、人に向かえない、人の目が気になる「対人恐怖」や「視線恐怖」、閉じ込められた閉塞感を覚える「閉所恐怖」等にも同様の行動療法を行い得る。

(14) バイオフィードバック法と交流分析

行動療法で、最も注目されているものが、バイオフィードバック（BF）法とよばれるものである。バイオフィードバックというのは、自己の生理機能を電気信号として記録し、その記録を本人に還元（フィードバック）する。

本人は、その客観的な結果をイメージや自律訓練法などのリラクゼーション法によってセルフ・コントロールするわけである。使う生理機能検査の種類によって、筋電図BF、皮膚温BF、血圧BF、脳波BFなどがあり、それぞれ特定の疾患や症状に対して用いられている。

その他に、交流分析、とくにエゴグラム法がある。これは、後に少し詳しく述べるが、相互の人間関係を分析するために自己分析と集団療法を基本としているものである。

VII 心身医学と心理テスト

＊＊＊

精神症状や心理状態を把握したり、性格特性や自我の強さや人格構造を分析したり、知能を評価したり、防衛機構を把握したり、適応水準を理解したり、精神発達度を評価したりすることは、心身症の治療を進めたり、心身医学を臨床に展開する上で欠かせない。そのような目的をかなえてくれる手段の1つが心理テストである。

(1) 診断補助としての心理テスト

現代の複雑な人間社会を反映して、ストレス病が増加している。過労死やテクノストレス、燃えつき（バーン・アウト）症候群、帰宅拒否症などは、近年の社会病理を反映した心身障害である。

ストレス病、つまり心身症、神経症、うつ病などの治療にあたっては、その病態からして患者の心理状態や性格特性、行動特性、ストレス度などを的確に把握することが非常に重要である。また治療の結果を評価し、予後を予測したり、リハビリテーションに際しても心理行動面からの評価は重要で欠かせない。

そのような目的をかなえる手段として各種の心理テストや性格検査がある。面接による直接的な心理性格の把握評価も有用で、ある面ではむしろ各種のテストよりも正確な知見が得られるが、それには臨床心理学や精神医学・心身医学の深い知識と豊富な臨床経験が必要である。それに比べ、ロールシャッハ・テストのようにかなりの修練を要するような検査法を含めても、一般的心理テストや性格検査などもけっして万能ではない。しかし、誰にでも容易に実施でき、比較的客観的に心理状態や性格特性、知的能力、行動特性、ストレス度などをある程度まで評価することができる。

(2) 心理テストの意義

心理テストは、表2にその一部を示すように、多種多様のものがあり、それぞれのテストに特徴や長短がある。診断に際しても心理テストだけで事足れりとはならず、あくまで補助的な役割である。しかし心理テストは統計的な検討を経て、より客観的に、数量的に測定できるように工夫されているので、病

表2　心理テストの種別

方法	心理テスト名称	対象	特　徴	問題点等
質問紙法	CMI	14歳以上 成人	身体的および神経症傾向など包括的把握	実際の身体的訴えと医学的診断との整合性のチェック要
	Y-G性格検査	7歳以上	性格特性を概括的に理解できる	問題が多く時間がかかるため児童にはきつい
	MAS （不安尺度）	16歳以上	妥当性の尺度がついている	とくに大きな問題点はない
	MMPI（ミネソタ人格多面調査）	16歳以上 成人	妥当性の他、臨床尺度もつく	設問数が550とあまりに多く、協力を得るのも実際的問題
	内田・クレペリン精神作業検査	幼児・児童・成人用	作業自体は、数字の加算で簡単	心身症などの臨床診断に役立つ可能性は少ない
	エゴグラム	児童用 成人用	交流分析により自我状態を把握	パターンの分析理論などまだ研究が必要な面あり
投影法	ロールシャッハ	幼児以上 成人	過去から十分に研究され文献も豊富	施行と評価診断には、熟練を要する
	TAT CAT	児童用 成人用	欲求理論に基づいている	施行と評価に時間がかかり、訓練も必要
	P-Fスタディ	児童用 成人用	欲求不満場面での攻撃方向と反応型理解	分類の分析には、熟練を要する
	SCT （文章完成テスト）	6歳以上	人格の様々な側面が把握可能	比較的時間がかかる
	バウムテスト	幼児以上 成人	非言語で絵画法なので、誰にでもできる。	解釈の理論を熟知する必要がある

態の深さや治療効果を判定するのに有用である。

じっさいに臨床現場で心理テストを使うときは、1種類のテストだけでなく、幾つかの質問表を組み合わせて「テストバッテリー」を組んで用いると、目的にかなった、より信頼性の高い結果を得ることができる。とはいえ、心理テストが診断の主体もしくは中心的立場になると考えてはいけない。

長い臨床経験をもち、心身医学的診療の力量も高い人であれば、疾患理解、病態心理、精神力動の把握そして性格特性の評価などは、強いて心理テストに頼らなくても可能かも知れない。しかし、そういうベテランにとっても頼もしい診断の助けになるし、経験の少ない治療者にとっては、なお有用で欠かせないものとなる。

また、心身医学的診療は、チームアプローチする場合が多いが、医療チームの共通理解のためにも各種心理テストの結果は1つの客観的データとして役に立つ。

心身症に関しては、心身医学の黎明期より、近年は特定疾患と性格特徴や精神力動とのかかわりが研究され、例えば潰瘍性格などが知られるようになった。また失感情症や失体感症のような心身症になりやすい心理特性も知られるようになった。

心身医学の臨床の場における心理テストの目的には、心理測定や性格評価だけでなく、知能測定、発達検査、人間関係診断、適応水準や精神病理的な病態水準の評価もある。さらに病状の重症度の評価や疾患特有の精神病理の分析評価、ストレス度の強さの評価も必要とされる。心理テストは、そのときの状態の把握や診断だけでなく、治療経過や変化、結果の評価の目的でも用いられる。

(3) 心理テストの利点と限界

心理テストには、以上のような多様な特性があるが、多くの心理テストが数値で表現されるにしても、繰り返し言うが、それは決して万能ではない。心理テストを実施する者によって得られる結果に差が生じたり、最も忘れてならないことは患者のテストに向かう姿勢次第によっては必ずしも正しい結果を得ることができなかったりする。つまり、恣意的に「デタラメ」を書かれる危険性もある。しかし、これには対策もあるのである。したがって、心理テストを活用しようとする者は、心理テストの特徴と意義をよく知り、実施に習熟することが大切である。分業化して心理テストだけを専門に行う臨床心理士の場合、患者から遊離することのないように、絶えず臨床の場との交流、例えば陪席によって外来で医師の診察法や患者をよく観察する経験などを心がけることも重要である。

以下に、心理テストの利点と限界を述べる。

利点は、患者を一定状況の中に置き応答を客観的に観察しようとするものであるから、

① 患者の精神機能の特性の１つあるいは幾つかを、ある程度は客観的に測定でき、通常の面接で陥りやすい主観的判断の偏りを回避できる。
② 患者の精神機能特性を、健常集団、各疾病集団などとの平均値と比較検討できる。
③ 患者の精神機能特性の変動を、縦断的に追跡して各段階のレベルと比較できる。
④ 精神機能の検査が体系的に行われるので、通常の面接では観察できないことや見落とされやすいことなども洩らさず情報が得られることなどである。

また、その限界は次のようなものが考えられる。

① １つの心理テストは、人間の精神機能の一側面をとらえるに過ぎないこと。
② 自分の能力や性格・心理をテストされるという非常に特殊な状況での検査であるので、緊張・不安・防衛など種々の心理機制によって、その結果が影響を受けること。
③ 心理テストの成績は、被験者のテストに対する態度、例えば一生懸命にまじめに取り組むとか、意識して作為的な回答をつくるとかによって大きな影響を受けること。
④ テスト状況という制限された条件下で測定された精神機能と現実場面での適応力にはしばしば異なる場合もあること。

このように、心理テストの成績だけでなく、検査中の被験者のテストに向かう態度や状態の観察も大切である。したがって、心理テストの成績を診断や治療に用いるにあたっては、上記のような心理テストの利点と限界をよく認識した上で、テストの成績のみを重視することなく、面接や他の検査結果も加味した総合診断の一資料と考えて役立てるとする態度が重要である。

(4) 心理テストの種類と概要

次に、先の表に示したものを含め、臨床の場でよく使用される幾つかの心理テストの概要について簡単に述べる。

ただし、ここでは伝統的にいくら高名な心理テストでも、時代や日本人には適さないと考えられるもの、あるいは質問が多過ぎたり、文が長過ぎたりで、我々が一般の患者に対して用いるには困難が多過ぎると思われるものについては割愛した。それらについて詳しく調べるのであれば他書を参考にされたい。

1) ロールシャッハ・テスト（Rorschach test）

インクのシミ模様でできた10枚のカードを患児に1枚ずつ呈示して、何に見えるかを、自由に答えてもらい、その反応から人格の諸機能を評価する。シミ模様のどの部分にどのように反応しているかを細かく検討して、現実検討能力、衝動コントロール能力、知的資質、気分状態などが評価される。表面的な観察や面接などでは十分に把握できない人格のある側面が鮮明になることがある。実施や処理の手続きには熟練を要する。

2) Y-G式テスト
（矢田部－ギルフォード性格検査：Yatabe-Guilford personality inventory）

性格特性を12の尺度から構成され、120項目の質問から成る。尺度を情緒不安定性、社会不適応性、活動性、衝動性、非内省性、主導性の6因子にまとめられている。各尺度毎の採点からA型 average：平均型、B型 black-list：情緒不安定・社会不適応、C型calm：情緒安定・消極的、D型director：情緒安定・積極型、E型eccentric：情緒不安定・消極的、の5つの性格類型に分類できる。

各タイプに典型・準型・混合があり、被検者年齢によって小学生用・中学生用・高校生用・一般用がある。

3）内田ークレペリン精神作業検査（Uchida-Kraepelin test）

クレペリン（E.Kraepelin）が、精神作業の実験のために考案した連続加算法にヒントを得て、内田が性格特質を診断するため心理テストとして再構成し標準化した。1行2桁の数の加算を15分連続・5分休息・15分連続で施行させて、毎分の加算量をグラフ化する。それを基に、作業量と作業曲線の質的な面に現れる特徴から、精神的あるいは身体的諸機能の特徴をみるものである。作業曲線の質的な判定は、①初頭努力、②動揺率、③落ち込み度、④誤答量、⑤休息効果の5要因について行われる。その型や作業量から性格を定型、準定型、準々定型、疑問型、異常型などに分類する。

利用現場として、臨床や教育現場では矯正で診断的に用いられ、産業界では新規採用者の作業能をみるために選抜試験でも用いられている。

4）MMPI
（ミネソタ人格多面調査票：Minnesota multiphasic personality inventory）

人格特性を多面的にアプローチし把握することを目的とする質問紙法も心理検査であるが、質問項目が550項目という時間と労力のかかる大きな調査票を使うものである。その後383項目の短縮版も開発されて使われることもある。質問内容は、身体の健康状態に関するもの、生活習慣、家族・職業に関するもの、抑うつ・軽躁・強迫状態・恐怖・幻覚妄想に関するまで多岐にわたり、はい・いいえ・どちらでもない、の3つの選択肢がある。4つの妥当性尺度のほかに、臨床尺度として心気症尺度・抑うつ尺度・ヒステリー尺度・精神病質尺度・性度尺度・偏執度尺度・精神衰弱尺度・精神分裂性尺度・軽躁性尺度・社会性尺度の10尺度で表される。それぞれについて、日本人の標準化が為されており、各尺度のプロフィールパターンにより判定する。

5）CMI（Cornell Medical Index-Health Questionnaire）

CMI健康調査表は、患者の心身両面にわたる自覚症を、比較的短時間のうちに調査することを目的として考案された質問紙法のテストである。我が国で広く用いられているものはCMI日本語版で、身体的自覚症についての質問、男性は160、女性は162、精神的自覚症についての質問51から成っている。各質問に「はい」「いいえ」のいずれかを○で囲わせ、その心理状態を採点・評価できるようになっている。CMIは表題が「健康調査表」となっており、身体的自覚症の質問も多いため、記入に抵抗が少ない。しかも判別図を用いることによって、その情緒障害の程度の判定や結果のまとめも簡単であり、数量的な客観的処理ができる。ただし、質問紙法のテストは基本的には被験者がテストに協力的でないと、解答は歪められ、結果も信頼できなくなる。したがって初診時にまだ診断が確定していない段階で行うべきである。テストの所要時間は15から20分で、その記入自体に必要以上の時間がかかる者、また些細なことにこだわり一々質問してくる者は、そのこと自体を問題としなければならない。神経症の患者を判別するスクリーニングに優れている。

質問紙法のテストは、身体的疾患のスクリーニングと異なり、同じ質問も患者によって必ずしも同等に受け入れられているとは限らない。さらに、それに対する「はい」「いいえ」の解答も患者の自発的意志により決定され、そこには自己を正しく認識していないための歪みや、自己をよく見せようとする意識的歪曲の混入する可能性が当然予想される。

したがって、その得点すなわち判定結果は、端的に言えば、その神経症的傾向に対する自己評価の程度、あるいは「治療者に知ってもらいたい」か、「知られても構わない」程度の内容を示しているに過ぎないと考えるべきである。診察時の印象から明らかに神経症的と判断されながら質問紙法で「心理的に正常」とされる患者は、自分で神経症という認識はないか、十分あっても神経症と判定されることに抵抗を有するかのいずれかであって、むしろこういった症例こそ心理療法的アプローチに難渋する場合が多い。

したがって、簡単な検査法でまずスクリーニングしてより精度の高い検査法で追及していくという身体疾患の検査手順で、心理テストを行っても誤診の危険が付きまとう。

ただCMIで被験者が「はい」と答えている項目は、被験者にとって意識化されている悩みや問題点の所在を示すものであり、こういう項目を手がかりに質問を進めることは、漠然と「何か心配事はありませんか」と聞くより、患者の回答を得やすいと思われる。CMIテストは、ただ被験者をどの類型に入れるかを知る手段としてだけでなく、患者との交流を図る媒体として活用されるべきであろう。

6）絵画欲求不満テスト（P-Fスタデイ：picture frustration study）

日常よく経験する欲求不満場面での反応を通して、個人の力動的な人格を理解するものである。検査は自我が阻害されて欲求不満を引き起こしている24の場面で構成されている。反応語の内容は、欲求不満場面での攻撃の方向（外罰・内罰・無罰）と型（障害優位・自己防御・要求固執）との組み合わせにより分類され評価される。また欲求不満場面で常識的な適応ができるかを評価し、反応プロフィールや反応転移などから攻撃的感情の処理の仕方の偏りや防御様式、社会性発達度などが評価される。この偏りを見出してどのようにして修正すればよいのかの指針を見出すことができる。

7）エゴグラム（Egogram）

心理療法の1つである交流分析の中で、自我の構造や自我状態を明らかにするために開発された心理検査である。

交流分析では、自我の構造を、批判的な親（CP）、養育的な親（NP）、大人の理性（A）、自由な子ども（FC）、順応した子ども（AC）に分けて考える。

CPとNP、FCとACの高低と、Aの位置、折れ線で結んでできた型によって、次の4型（亜型を含め6型）に分類する。すなわち、最終目標（ゴール）となる自他肯定型（ベル型、M型：円満型 “I'm OK, You're OK”）、自己肯定・他者否定型（逆N型：独善的自己中心型生活パターン “I'm OK, You're not OK”）、自己否定・他者肯定型（抑うつ的パターン “I'm not OK, You're OK”）、自他否定型（W型、V型：厭世傾向の性格パターン “I'm not OK, You're not OK”）となる。

8）IES（Impact of Event Scale）

IESは、22項目からなる自記式の質問紙で「出来事インパクト尺度」などと訳されており、実際の調査研究ではPTSD（心的外傷後ストレス障害）の判定や評価に使用されている。近年は改訂版であるIES-Rが作成された。22の質問項目は侵入想起（再体験）症状、回避症状、覚醒亢進症状の各項目に分かれている。我が国でも日本語版IES-Rが作成され、0から4点の5段階選択の方式で、合計得点を24点と25点にカットオフ・ポイントをおいて評価することが多い。性暴力被害者・毒物混入事件・阪神大震災・大水害や火山爆発などの事件や大災害などの被災者の精神状態を、治療に向けて正確に把握するために利用されるようになった。

9）文章完成法（SCT：sentence completion test）

小学生用と中学生用、そして一般成人用があり、例えば「小さいとき、私は……」、「私が嫌なのは……」などといった刺激語に続けて、1つの文章を完成させる投影法の検査である。刺激語は、生育歴・親や同胞との関係・対人関係・欲求不満に対する反応・当面している悩みや願望などが具体的に投影されて表現されるように配列されている。記述された文章そのものが、被検者の心理社会的問題の具体的な内容を伝えていることが多い。

10）顕在性不安尺度（MAS：manifested anxiety scale）

顕在性不安尺度は、心身両面にわたる徴候として表出される不安について問う50項目の設問をMMPI（上述）の中から選び、虚構点の15項目を加えた計65項目の質問紙検査法である。回答は、自記式3件法による（例えば「そう思う・そう思わない・どちらでもない」のうちから自分に合う1つを選択して丸をつける等の質問法）。

目的は、患者やクライエントのもっている漠然とした浮動性不安とその身体的表出を量的に把握して高度不安・中等度不安・正常域不安と判定する。MASは、心身症・神経症・分裂病などにおける不安の客観的測定に広く用いられ、心身医学や精神医学における薬物療法や精神療法などによる不安の増減効果の判定にも有効である。ただし不安の内容までは判定できない。

11）不安状態・特性理論（STAI：state-trait anxiety inventory）

STAIは、刻々変化する不安状態と、不安になりやすい性格傾向を分けて測定できるところに特徴がある。従来の不安検査は不安傾向を測定するものが多く、ときにはそのまま状態不安の指標として使われることもある。不安傾向の強い人が、ある時点において、強い不安をもっているとは限らないので、特性不安と状態不安を正しく分けて測定することが臨床的に重要である。

全般性不安障害の症例

46歳　男性　会社員

小学1年生から26歳頃まで下痢や腹痛などの症状があり、カウンセリングでの交流分析や認知行動療法でかなり改善をみた。しかし、成人に達して、血圧が職場健診等で数年前より160/95mmHg前後と高く不安になった。以後それればかり気になり、逆に200/100mmHgとますます高くなり、パニック様症状や食後の腹痛・下痢、そしてめまい発作も起こるようになった。すべてに小心になり体重も減って、物事を悪い方にばかり考える。

●●●

もともと心身症的傾向を有する者に仮面うつ病の病態が加わり、全般性不安障害の様相を呈したと理解される。上のSTAIで不安度を評価した上で漢方薬や抗うつ薬、抗不安薬と簡易精神療法、人間関係の保ち方を交流分析や認知行動療法等で指導した。

12）自記式抑うつ評価法（SDS：self rating depression scale）

身体的愁訴に、軽度ないし中等度の抑うつ状態を伴って、一般診療科を受診する者は多い。そのような場合に、うつ状態の程度を知るスクリーニングテストを参考にすると、より正確な診断を得られる。うつ状態に伴う身体的愁訴には、全身倦怠感、睡眠障害、食欲不振、性欲低下など共通したものが多い。これらの症状に、うつ病特有の日内変動と簡単な精神症状とを加味した抑うつ評価のためのスクリーニングテストが考案されている。この評価には、自記式による簡易型質問紙法がもっとも簡便であるが、一方でその信頼性に問題がある場合が多い。しかし、自分の内的な気分という状態をそのまま主観的に、記載することにも意義を見出せる。この自己評価法は、患者が当てはまる項目を自己チェックするもので、ZungのSDS（self-rating depression scale）がよく知られている。一方で、他者評価法は、面接や行動観察によって、医師がそれぞれの項目をチェックするもので、Hamiltonの方法（後述）が有名である。

SDSは、質問項目が20問から成り、各質問に対して、「めったにない」「ときどき」「しばしば」「いつも」の4段階評価（1点から4点）で回答させる。最低は20点、最高は80点となり、50点以上のスコアが「うつ状態が顕著」と評価される。

ただし患者は概して症状を重く訴える傾向があるが、SRQ-Dに比べて精神症状に対する質問が多いため、しばしば高得点となりやすいことに注意する。

13）Hamiltonのうつ病評定

他者評価法としては、Hamiltonが広く用いられる。これは専門の医師または臨床心理士等が、面接や行動観察によって、うつ病の疑いのある患者、あるいはうつ病患者の現在の状態を客観的に観察して評価するものである。チェック項目は24項目から成り、1から17項目までがうつ状態の強さを、18から21項目までがうつ状態のタイプを推察するためのものであり、22から24項目までが補足となっている。各項目は3段階もしくは5段階の評価に分けられている。評価の目安としては、各項目の徴候が全くない場合は0、質問に反応して出てくる場合は1、患者が自発的に述べる場合は2、非言語的に表情・姿勢などの行動によって伝えられる場合は3、患者の任意な言語・行動のみによる表現で質問に対する応答の形をとらない場合を4とする。

他者評定法の意義は、医師または心理士がうつ状態を客観的に観察し、スコア化できるところにある。したがって、同一患者のうつ状態の推移、患者間の比較が正確に行える。このため多施設にわたる抗うつ薬の薬効検定などには主にこのHamilton評定法が使用されている。ただし、医師や臨床心理士の患者観察能力によるところが大きいため、ある程度の熟練が必要である。複数の検者間で差が出ることも予想しておく。しかし、客観的なうつ状態の推移の把握や状態の比較に、優れた評定法であることは間違いない。

14）痴呆評価尺度（dementia scale）

痴呆状態かどうかを評価する簡単な知能尺度である。対象のほとんどは老人であるため、質問内容が難しすぎたり、時間がかかっては不適当なため、短時間ででき、設問が理解しやすく、また正常者は正解で痴呆者が不正解または回答不可であるようなスクリーニングの役割を果たせねばならない。ミニ・メンタルステート・テスト（MMSE）や改訂版長谷川式簡易痴呆評価尺度（HDSR）などがある。例えば、各国でよく用いられているMMSEは、記憶・見当識・計算・認識のほか、動作・書字・読字、そして図形模写などの11項目から構成されている。知的機能を多面的に検査できるが、運動性課題は上肢に運動障害がある場合は検査が困難になる。採点は各設問ごとに得点を加算し、満点は30点で、得点が低いほど知的障害が高度とされる。

VIII ストレスと心身医学

＊＊＊

我々はストレスから完全に自由になることはできない。なぜなら、我々人間は、すべて生きるための基本的欲求をもっており、生きていく上で必要な食欲、性欲、所有欲などの欲求が満たされない場合、欲求不満としてストレスを感じることになる。

また、人間は同じストレッサー（ストレスを生み出すもの、与えるもの）でも個人によって受け取るストレスの度合が異なる。ある人にとって、ストレス足り得ないストレッサーであっても、別な人にとっては多大なストレスとして感じることがある。したがって、ストレスの客観的な大きさと、自覚度の違い（認知度）、あるいは感受性の差異の組み合わせが、様々な個人の反応を生むことになる。さらに、これに個人の反応性の差異、独特の心理的防衛機構、支援（社会的サポート）の有無、性格要因等が加わって複雑になる。

ところで我々日本人は、しばしばストレスとストレッサーを混同する。言葉上の問題もあるかも知れないが、これはあまりよいことではない。ストレスは、歪（ひずみ）やゆがみの状況であるし、ストレッサーはそれを生む原因である。

1. ストレッサーのいろいろ

(1) 人間関係からくるストレッサー

親子間・兄弟姉妹（同胞）間・夫婦間・職場の上下関係・同僚間・友人間・師弟間などがある。

狭心症、気分障害（反応性うつ）、睡眠障害の症例

57歳 男性 公務員

県立病院の薬で眠れないということで来院。父はかなりの資産家であり財産を残して一昨年、急死した。遺言が残されており、長兄の次には四男である患者が、家を相続すると明記されていた。このことを知って次兄は怒り、これを放棄し家系的な順番である自分に譲るよう患者らに迫った。長兄も、財産分与において昨年来次兄のわがままに振り回され、約半年前に心臓病でなくなった。長兄の死亡後49日法事の際に、無職の次兄が大酒飲んで暴れたのがきっかけで、不眠およびうつ状態になった。

●●●

兄との遺産相続上のトラブルで狭心症を起こし、反応性うつ状態と睡眠障害を発症するに至った例である。狭心症に対する薬剤とSSRI、抗不安薬などの薬物治療を行い、簡易精神療法で支持的アプローチを行った。

(2) 役割上の問題からくるストレッサー

家庭（家族）における役割・自己能力を超えた仕事内容・失業、退職、子供の自立等による役割喪失感などがある。

過換気症候群、過敏性腸症候群、不眠症、緊張性頭痛、うつ状態の症例

23歳 男性 無職

職をリストラされてから妻と不仲になり別居中。実家に戻ってしまっていて連絡も取れず、子供にも会えず、精神的に不安定。双方の親同士も対立して、家庭内でも言い争いが絶えず精神的に不安定になり、多彩な自律神経失調の症状が出現するようになった。

●●●

離婚の調停騒ぎにも発展し、過換気や胃痛、下痢、不眠、頭痛など様々な身体症状が出るに至った。抗不安薬、抗うつ薬、抗コリン剤、整腸剤等の薬物治療と、支持的な精神療法で治療に当たった。

(3) 様々な欲求阻害というストレッサー

人間は様々な欲求や欲望をもっている。なかでも本能に根ざす欲求や社会的欲望などは、障害されたときに大きなストレスとして感じるであろう。食欲・性欲・所有欲の阻害、支配欲・権力欲の阻害などのストレッサーがある。

(4) 環境からくるストレッサー

騒音・汚染等の環境問題あるいは機械（人工物）に囲まれたテクノストレスがある。近年、病院などで問題となっている、人工的な医療機器や無機質的環境で囲まれた集中治療管理室に運ばれて治療を受けている重症患者に起こる不安症状や抑うつ状態、あるいはせん妄などの精神症状を示すICU症候群なども、これに含まれる。

2. 人間のストレス対応（stress coping）

これらのストレッサーに曝されたとき、人はそれを避けるか、解決し克服するか、耐えるかなど、何らかの対処行動をとる。と同時に、内部環境すなわち、心の恒常性を維持しようとして、ほとんど無意識的にストレスを修正して元の状態にもどそうとする。これが修復できなくなった結果が、身体のあちこちに症状が出てくる状態である。初期の段階で、何らかの治療（精神療法や薬物療法等）を行えば、回復するのが普通である。しかし、性格・行動様式あるいは気質・体質に基づき起こる疾病であれば、回復には時間がかかり、ときに回復には至らないこともある。心理社会的ストレッサーを減らすか、ストレス対処能力、ストレス耐性を強めていくしかない。

さて、急性のストレス時には、闘争か逃避かという問題になり、体内の緊急体制が敷かれ、その1つの内部反応としてカテコールアミン（生体アミンの総称だが生体内に存在するのはノルアドレナリン、アドレナリン、ドーパミンの3種類である。脳・副腎髄質・交感神経などに分布し神経伝達物質あるいはホルモンとして重要な役割を果たす）が出される。また副腎皮質からアドレナリンというホルモン様物質が放出される。カテコールアミンは、本来は一般に血圧を上昇させたり心拍数を早めたりする作用（防衛体制や攻撃態勢を整える作用）があるが、免疫系に対してはリンパ球、好中球、マクロファージなどの機能を抑えてしまう。一方、副腎皮質ホルモンは、ヘルパーT細胞に働いて細胞免疫系の機能を阻害し、その結果、感染抵抗性を弱める。したがって、結局、過剰なストレスは、少なくともそれに曝されている一時的、あるいはときに長期にわたり、免疫や炎症などの生体防御反応が抑えられてしまう。β（ベータ）エンドルフィンなどのオピオイド・ペプチドは、不安や苦痛を和らげる作用を有する。

仕事や試験などで睡眠不足や過労が続いたとき、あるいは慢性の心理的ストレス状態が続いたとき、風邪（感冒）にかかりやすくなったり、う歯周囲炎・扁桃腺炎など慢性の化膿巣が増悪したりすることは日常的にしばしばみられる。これは、ストレスによって免疫能が減弱し、感染抵抗力が低下したためであると考えられる。睡眠遮断、試験、配偶者死去、その他の心理的ストレスによって、好中球の貪食能（どんしょくのう）低下、ナチュラルキラー（NK）細胞、リンパ球活性低下があることも知られている。

また、アレルギー疾患である気管支喘息や慢性蕁麻疹、慢性関節リウマチや全身性エリテマトーデスなどの自己免疫性疾患の発病や経過に心理・社会的ストレスや情動が関与しているといわれる。これらは、遺伝や体質等の身体的要因に、心理・社会的ストレスなど環境的要因が加わって、さらにストレスを生じ持続させる性格や認知の仕方、行動様式などが複雑に絡む。

急性ストレス障害・PTSD気分障害（反応性うつ）・パニック障害の症例

22歳　女性　パートタイマー

昨年、現在の夫との間に奇形児を死産した。以後、夫および義父母との間が気まずくなり、夫とも一緒にいると下腹部が痛んだり、突然胸が苦しくなり大声を出し、動悸と過呼吸が出現し、急に一人になりたくなって実家に跳び戻り、自室に篭ってしまうことが頻回になってきた。しかし実家でも、幼児期に母の怒鳴り声や自分をなじる罵声、または夫婦喧嘩で茶碗を投げて割れる音、さらに兄姉と父との口喧嘩を見て育ち、母には絵など自分の大切な作品を勝手に捨てられたり、可愛がっていた犬を保健所に無理やり連れていかれた。その光景や可哀想な泣き声、さらに押入れに隠れて蒲団を頭に押し当ていつまでも泣きじゃくっている自分の姿など、昔の辛い出来事が脳裏に焼きつき、フラッシュバックも時折起こり悪夢となって現れる。また大きな物音や甲高い声などには異常に敏感になっている。死産した子を思い出すから今でも、幸せそうな友人や親戚の結婚式に出られない。今の自分の夢は、絵描きになることで、それと今の結婚生活の両立は絶対不可能と信じている。

●●●

現在の子を失った喪失体験の悲しみから来るストレスと夫や義父母との間の不仲での激しい口論や人間関係が、患者の過去の家庭での心的外傷後後遺症（PTSD）を思い起こし、パニック状態に自分を追い込んだ例であったと考えられる。抗不安薬と頭痛薬と簡易精神療法等で治療し、著しく改善した。

3. 自律神経の働き

身体の諸臓器は、自律神経、すなわち交感神経と副交感神経の拮抗的作用によって調節されている。例えば、心臓機能に関していえば、交感神経の興奮によって心臓の収縮力増強し、血圧も上昇し脈も速くなるが、副交感神経の興奮で心臓の働きは抑制され、血圧も下がる。

したがって、自律神経を休ませ、あるいはバランスを整える役割を担う睡眠の取り方が、心身症の発症にきわめて重要な意義をもってくる。

心臓神経症、パニック障害、胃十二指腸潰瘍の症例

42歳　男性　国家公務員

研修の際に胸苦しさ、胸痛、動悸や冷や汗などの自律神経発作が起こった。以前より、父親が目前で、心筋梗塞で急死して以来、心臓に不安をもち、胸痛を起こすようになっていた。先のような発作はしばしば起こり、それも研修や会議中などの緊張時に起き易いという。既に循環器内科の心臓の様々な検査等で異常なしといわれている。

●●●

心臓の器質的疾患は否定され、パニック発作もしくはパニック様症状の自律神経発作としての身体症状である考えられる。消化性潰瘍治療薬と抗不安薬、系統的脱感作的な行動療法等で治療した。

（1）睡眠・生体リズムの障害

睡眠は、人生の時間の実に3分の1以上を占めているといわれる。この睡眠の量と質は、その人の精神症状や病態に大きな影響を及ぼしている。しかし「ねむり」に科学の光があてられるようになったのは、最近のことである。

睡眠欲は、食欲や性欲とならび、基本的な本能の1つであり、自律神経の安定のためにもなくてはならないものである。いわゆる不眠症であり、発現の様子から一過性、状況因性、持続性に分けられる。睡眠を単なる夜間の眠りとしてではなく、昼間の生活をも含めた睡眠、覚醒のリズムの一部として考える立場で睡眠障害をとらえるようになってきた。

この立場では、大きく次のように分類できる。

1）入眠障害（入眠困難）

一般には、適度に心身が疲労しており、眠気を感じてベットや蒲団の中に入れば、30分以内に入眠できるのが普通である。しかし中には、文字通り、寝るために蒲団に入ってもすぐに眠りに入れず、多くは30分以上、ときに数時間もの間、入眠できず毎日のように辛い思いをすることがある。このような状態を入眠障害と呼ぶ。

2）中途覚醒（浅眠）

睡眠途中に何度か目が覚めることで、1度トイレに行く程度は多くの健康な人にもみられるが、トイレ以外にも数度となく覚醒し、再び熟睡するのが困難な状態である。

3）早朝覚醒（熟眠障害）

早く入眠しても遅く眠りに入っても、「目覚める」すなわち覚醒する時間が早く、いつも十分な睡眠をとった気がしない。「眠った気がしない」と不満をもらす患者も多い。このような病態の者は、高齢者やうつ病患者に多くみられる。

重症不眠症、高血圧症、心気症、高度肥満症の症例

72歳　女性　主婦

幾つかの病院で膝関節炎、右眼黄変部変性症、高血圧症などで通院しているが、次々と別の症状が出現し各々の病院で改善しないため、来院。息子は昨年急死し、夫が心筋梗塞で一命を取り留めたが、いつ再発するか、また自分も心臓病になるのではないかとの慢性不安に発展し、最近は眠れない夜が続き、うつ状態になっている。

●●●

心気妄想状態が不眠症の重症化を遷延させていると思われる。可愛がっていた息子の急死と夫の心筋梗塞での緊急入院で、反応性うつ状態に陥り、動揺性高血圧症、歩行障害をきたした。100kg近い高度肥満も、膝関節に大きな負荷を与えている。降圧剤、食事療法、生活指導等、内科的治療に併せて、抗うつ薬、抗不安薬の薬物治療と簡易精神療法を行っている。

その他、睡眠過剰障害（ナルコレプシー、Klein-Levin症候群、アルコール過剰摂取、睡眠時無呼吸症候群などでみられる日中の過眠）も重要である。とくに、ナルコレプシーと睡眠時無呼吸症候群については、近年は比較的多くみられる疾患であるので概説する。睡眠時無呼吸症候群については、次に記すが、ナルコレプシーについては既に述べたので参照されたい。

4）睡眠時無呼吸症候群

最近注目を浴びている疾患の１つである。7時間の睡眠時間中に、10秒以上の無呼吸が30回以上認められ、その結果多彩な症状が起こるものをいう。そのため覚醒や浅眠へ移行し、夜間の正常な睡眠が阻害され、その結果昼間に眠気を催す症候群である。頻回の無呼吸の結果、動脈血の酸素飽和度低下、炭酸ガス分圧上昇、呼吸性アシドーシス等をきたし、慢性化によって呼吸循環系障害を引き起こし、知的能力障害、抑うつ、不安、意欲減退など様々な障害となって現れる。高度肥満者やPickwick症候群に多いとされる。

5）睡眠覚醒リズム障害

身近な例としては、時差症候群（ジェット疲労症候群）、交代性勤務障害、不規則睡眠覚醒パターンによるものなどがある。

6）睡眠相遅延症候群

睡眠の時間帯が非常に遅れているため、通常の社会生活が困難なもの。

その特徴は、

①　普通一般の入眠時刻に入眠できず午前２時から６時の間の明け方近くになってやっと入眠する。

したがって

②　朝の起床が困難で、昼頃の起床になる。

③　慢性的に持続する。すなわち、なかなか夜寝付かれず、朝起きられないという生活リズムが形成される。その原因として25時間前後の周期を持ち、それを外界の生活時間に同調させるが、この機構に問題があると考えられる。

睡眠障害（不眠症）・仮面うつ病・低血圧症の症例

36歳　女性　パート勤務

生命保険会社に勤務していたが、好意を抱いていた上司が転勤になり、自分も運送業の別の男性と結婚して家庭をもった。現在は専業主婦。結婚後８年目で不眠症で眠れなくなった。今でも、当時好感をもっていた上司のことが忘れられないという。

様々な医院を廻り、不眠症の治療を受けたが改善しなかった。友人の紹介で、当心療内科外来を受診した。薬物耐性とも考えられるほど薬物効果の小さい、いわゆる重症不眠症の患者である。ときどき落ち着きを失い興奮して眠れないことも多い。その根底には、不安神経症が基本にあり、さらに低血圧症がうつ状態を増悪し、加えて姑との同居が治療をいっそう困難にした。姑は子供たちの前でも平気で母（患者）を「怠け者」と罵る。

●●●

幼い子供たちは母を不信がり、そのことが病態を悪化させていると考え、まめに夫や姑を呼んで病態を十分説明し、まずは家庭環境を整えようと試み、比較的奏功している例である。もう過去の好きだった男のことなど忘れ、今の生活を大切にすべきでそのために夫とどう接したらよいか等の認知行動療法も重視した。家族療法に加えて、数種類の睡眠剤･抗うつ薬を中心とした薬物治療と、簡易精神療法等を組み合わせて治療した。

7）睡眠時異常行動

夢中遊行（夢遊病）、夜驚症、夜尿症などがあるが、その原因には睡眠時てんかんや喘息発作、心臓血管系障害などが含まれる。

8）生体リズム障害

人間には体内時計という時間を計る機構が備わり、体温やホルモン分泌の調整が行われている。すなわち固有の周期のなかで、うまく同調し合い、正常な位相関係を保っている。ところが種々の疾患や社会環境、心因、生活上理由により、この同調が崩れると、情動変化、睡眠障害が引き起こされ、精神身体症状を呈することになる（脱同調症候群）。うつ病をこのような生体リズム障害ととらえる立場もある。

9）概日リズム（サーカディアンリズム）

このように、生体現象を周期現象として、概日リズム（サーカディアンリズム）の立場から研究する学問を、時間生物学という。

4. 神経系情報伝達物質

情報伝達に関与する物質についての知見が増すにつれ、これらの物質の変化と精神現象の関係に目が向けられるようになった。神経伝達に関与する物質は、神経伝達物質と神経修飾物質に分けられる。前者はシナプス伝達に直接関与する物質、後者はシナプス伝達を修飾する物質と定義される。代表的な神経伝達物質には、ノルアドレナリン（ノルエピネフリン）、アドレナリン（エピネフリン）、ドーパミンなどカテコールアミン類の他、アセチルコリン（前駆物質であるコリンは肝臓で合成される）やセロトニン（5-HT：ハイドロトリプタミンは末梢から脳へ移行しないためアミノ前駆物質であるL-トリプトファンより生合成される）等があり、他方で神経修飾物質にはGABA（ガンマ・アミノ酪酸：抑制性神経伝達物質）等の多くの神経ペプチドが含まれている。

神経のインパルスが神経末端に到達すると小胞中に貯蔵されていた神経伝達物質がシナプス間隙に放出される。その後、シナプス後膜の受容体と結合することによって、Na、K,、Cl などのイオンに対する膜透過性に変化が起こり、イオンの流れが生じ、興奮性シナプス後電位、抑制性シナプス後電位が発生すると考えられている。

ひきこもり症候群、対人恐怖（視線恐怖）、過敏性腸症候群、青年期モラトリアムの症例

29歳　男性　無職

名門進学高校を卒業し受験に失敗後、他人の視線が気になり出し、自宅の部屋にひきこもるようになる。生活は不規則で不摂生、遅くまでインターネットでのメール交換やゲーム対戦に夢中になり、生活リズムは完全に乱れ、昼夜逆転の生活をしている。一方で「一流大学」にこだわる。当初はしっかり受験勉強して社会に出たいと前向きであったが、夢が大きく名門大学医学部しか頭になく、そこでなければ潔しとしない。また、先のような乱れた生活リズムもたたって、自律神経も失調をきたし、精神的にも極度に不安定、やがて家族にもときどき暴力を振るうようになる。そのくせ、外に出ると他人には気が小さく、毎朝のように腹痛や下痢を繰り返し、気分は不安定な毎日である。

●●●

勉強への意欲なく努力はしていないが、大学受験の夢は捨てきれず、思い通りにいかないと家族に当たる自暴自棄の状態で、現実認識に欠ける生活を行っており、行動療法、簡易精神療法を中心に家族面接、薬物治療（SSRI、抗コリン剤,抗不安薬,整腸剤）等で治療した例である。

5. ストレス反応とストレス対処行動

ストレス刺激を受けた人間側の問題として、我々はBio-psycho-socio-eco-ethical（生物的・心理的・社会的・環境（生態）的・倫理的）な存在であることを認識することが重要である。ストレスによる疾患とは、ストレス刺激に対する心身の反応が病的とされた場合である。どのような病気として表現されたストレス反応なのか、を理解することが大切である。

ここで病的なストレス反応とは、

①　身体反応……………心身症

②　精神心理反応………神経症など

③　行動異常……………自殺行動など

が挙げられる。我々は、一人ひとりが、どのようにストレスを認知しているかを評価すること、およびそれに対してストレス対処行動をとったかをチェックすることが重要である。

そこで、①ストレス耐性、②ストレス感受性、③ストレス反応性、の3つの観点から評価することが必要となる。

全般性不安障害、減圧症、排尿障害、軽うつ状態の症例

49歳　男性　会社員

大学同窓の妻と25歳で結婚したが、その妻が精神分裂病を発病した。さらに、ほぼ同期に娘が小児癌に罹患していることが判明。

これらのことから患者は、ちょっとした緊張などをきっかけに不安発作を起こし、別の心療内科で安定剤を投与されていた。しかし不運はさらに続いて、妻が自殺。その1年後には、ついに娘も病死した。これら不幸が重なり、本人もうつ状態になってしまった。唯一ダイビングでストレスを解消してきた。3日間離島の海でダイビングして貝などを採っていたが、気がつくと時間オーバーで酸素不足になっており、慌てて急浮上した。船上で静かに寝ていたが、尿が出ず、上陸して膝がおかしいことに気づき歩けなくなった。飛行機で那覇空港についたときには両手も自由がきかなくなっていた。そのまま病院に直行し減圧症の治療を行った。杖歩行ができるまでになったが、膀胱直腸反射が自然にできず、排泄には下剤、排尿にはカテーテルが必要である。

●●●

回復への不安と軽うつ状態が再発し、並行して心身医学的治療も必要とされた。高気圧酸素療法に、抗不安薬、抗うつ薬等の薬物治療と簡易精神療法等を組み合わせて治療にあたった。

IX

心身症の治療と予防

＊＊＊

1. 心身症の治療法

心身症の治療や予防として、身体症状や精神症状に対する薬物療法、およびストレス性疾患について、その成り立ち・種類・気づき等の教育、ライフスタイルの反省と修正、リラックス方法の指導、ストレッサーに対する適切な対処法、ソーシャルサポート（社会的支援）システムなど予防法の教育・指導などがある。しかし、最も重要なことは、この他に考えるべき根本的な治療である。

すなわち、

① ストレッサーからの解放（環境調整・配置換え・転勤・転居・別居など）

② ストレス状態の改善（自律訓練法・自己コントロール法・筋弛緩法・入浴・森林浴・芳香浴・運動・マッサージ・音楽療法など）

③ ストレッサーの対応法の修正（精神分析・カウンセリング・交流分析・バイオフィードバック・絶食・行動療法・認知行動療法など）

(1) 薬物療法の適用

対症療法として、身体症状や精神症状に対する薬物療法もよく行われているが、そこでしばしば用いられる治療薬に、抗不安薬（いわゆる狭義の「安定剤」）がある。心身症や神経症等のストレス性疾患に対しては、まず抗不安薬や抗うつ薬などの薬物療法、それと並行して心理療法が行われるのが普通である。心身症には、さらに身体症状に対する薬物療法が行われる。

ここで、一般によく用いられる「安定剤」、すなわち抗不安薬について、もう少し詳しく説明しよう。抗不安薬は、情動（感情の変化）や自律神経系の中枢である大脳辺縁系や視床下部に存在する特異的レセプター（受容体）に結合して、不安緩和作用・抗攻撃作用（馴化作用）・筋弛緩（リラックス）作用・自律神経安定化作用などの薬理作用がある。

心身症には、次のような場合に用いられる。

①　心理療法への導入が困難、あるいはその適用が困難な場合

②　心理療法の効果がでるまでに不安・緊張などの臨床症状が強く耐え難い場合

③　発症後にでてきた不安・緊張などの臨床症状が増悪あるいは悪循環する場合

④　特定の心理状態・心理社会状況に置かれたときだけ、日常生活に支障をきたすほどの臨床症状が出現する場合

(2) 心身症の薬物療法

抗不安薬のほとんどは、基本的にベンゾジアゼピン系であるが、その個性あるいは特徴は個々の薬剤によって異なる。すなわち、その抗不安薬の効果の強さや持続時間、抗不安作用以外の薬理効果などに差がみられるので、詳細な病状の違いを見極めた上で、最適の抗不安薬が使われるべきである。例えば、食欲不振・上腹部痛や下痢などを伴う消化器系の症状が強い心身症に対してはスルピリド（ドグマチール等）・コレミナールなど、肩凝りや緊張性頭痛など筋骨格系症状の多い者に対してはエチゾラム（デパス等）・ジアゼパム（セルシン・ホリゾン等）・クロラゼプ酸二カリウム（メンドン等）など、うつ状態を伴う者にはスルピリドのほかクロキサゾラム（セパゾン等）・ロフラゼプ酸エチル（メイラックス）・クエン酸タンドスピロン（セディール等）などがよく

使われる。

ベンゾジアゼピン系の抗不安薬の副作用については、ほとんどはマイナーなものであるが、高齢者や子供あるいは身体状態の虚弱な者に対しては注意し、また大量使用は避けるべきである。しばしばみられる症状には眠気・フラツキ・めまい・倦怠感などがあり、ときにみられるものには食欲不振・便秘・悪心嘔吐・口渇（のどの渇き）・頭痛・低血圧などがある。

2. 行動パターンと心身症の予防

狭心症や心筋梗塞など虚血性心疾患（冠動脈疾患）の危険因子（リスク・ファクター）の1つとして、タイプA行動パターンが重要視されている。虚血性心疾患（狭心症や心筋梗塞などのように、冠状動脈が細くなり、あるいは塞がれて起こる疾患）の患者に多くみられる野心的、攻撃的、競争的で、時間に対して切迫感をもち、仕事や対人関係で緊張を持続させやすい行動様式を、タイプA行動パターンとよぶ。タイプA行動パターン（タイプA）の人は、反対の行動様式をとるタイプB行動パターンの人間（タイプAの主要特性と反対の行動型をとる。相対的に虚血性心疾患との親和性が低いタイプである。現代社会において自立的な価値観で自由に生きる生き方の1つのモデルという見方もできる）に比較して、冠動脈疾患の発病率が7倍も高く、追跡調査でみても長い間には2倍以上の差が出て、他のコレステロールなどの危険因子と同等に重要であることが示されている。したがって、こういうタイプA行動パターンを有する人は、時間をかけて意識的に自分の行動パターンの修正を心がけるか、その他の危険因子、例えば動脈硬化の進展を抑え、虚血性心疾患の発症を回避するような生活習慣（主に食生活と運動習慣等）を維持しなければならない。

心臓神経症、心因性歩行障害、仮面うつ病、高血圧症の症例

56歳　女性　無職

初診時、高血圧・高脂血症で内科入院中であった。元高校教師で何事にもタイプA行動をとり、しかも夫は彼女以上の行動パターンである。以前に母に息子を預けたとき、息子を心臓突然死で失ったことから、その罪業感が大きく、また一方で近親にも心臓死の家族歴多いことから、自分も不安でならない。十数年来の狭心痛あり定年まで数年を残して一昨年早めに高校教諭を退職したが、それでも外出恐怖がある。入院中の大部屋からも外に出られない。昨年から車椅子使用。ホルターや心カテ等の検査で異常なし。

●●●

本例は、症状のとらわれがひどく、心気・抑うつ状態を呈した。したがってタイプA行動パターンや罪業意識に由来する心気症もしくは心因性胸痛と考えられる。薬物治療（スルピリド）と簡易精神療法で治療した。

悪性黒色腫患者の行動特性の研究から、癌患者に特有な行動パターンがあることが報告され、タイプC行動パターンと呼ばれるようになった。これは、癌患者に特徴的な性格特性というより、ストレスに対する対処の仕方といった方が適切で、自分の感情を隠す、あるいは自分の感情を抑え、押し殺して行動するという対処法であり、そういう行動パターンをいう。したがって怒りを表すことも、怖れや怒りを自ら認めようとせず、苦しく病状が悪化しているときも快活さを装う。自分の好きな人や他人までも喜ばせようと過剰なまでの努力をする。忍耐強く、欲求不満を口に出さない。

以上のようなストレス対処法は、免疫力を弱め、生体防御能を低下させる影響を与えるともいわれる。

習慣性頭痛、心気・軽うつ状態、身体表現性障害、仮面うつ病の症例

60歳　女性　無職

故郷には老母と兄夫婦が住んでいる。そこは「神の島」と呼ばれ、様々な掟や祟りがあり、例えば兄嫁は神祭りのときだけ倒れて頭がおかしくなるという。自分には未だそのような神にとりつかれた行動はないが、祖先崇拝はあっていつか島に戻らなければならないとの思いは強い。しかし、いったん島に入ると老女は二度と島を離れられない掟があって行動を起こせない。その後産婦人科で子宮頸癌が発見され、手術の適応とならず抗癌剤と放射線治療をしている。それも神の祟りかも知れないという思いで、頭痛・頭重感・気分不良・睡眠障害・食欲不振等の症状がある。

●●●

症状は、癌の予後に対する不安と神の掟等への社会文化的葛藤による身体表現性障害であると考えられる。心身医学的には薬物治療（抗不安薬・抗うつ薬）と頭痛薬、祈り（祖先崇拝等）への配慮を加えた精神療法等が中心に治療し、他に抗癌剤（EM-X）及び放射線治療を行った。

3. 心身相関

物質したがって身体に独立性を認め、心（精神）をその属性あるいは因果的結果とする考え方（唯物論的立場）、心（精神）が世界を作り上げるのであって物質（身体）はその発現形態あるいは知覚された内容に過ぎないとの考え方（唯心論的立場）、さらに身体と心に独立した別個の実体であり両者が相互に作用し合うという考え方（二元論的立場）等がある。

精神医学あるいは心身医学では、心すなわち精神現象は脳（中枢神経系）の機能という身体機能に基礎をもっているが、精神現象は全面的に身体に支配されているのではなく独自の法則にしたがって働き得る、という経験的二元論の考え方がなされることが多い。つまり、心身症にみられる身体症状の原因や発現過程にはストレスや心的変化（心因）が深く関わり、身体症状の苦痛がさらに心因を発生する状況を悪化させる。このように、身体と心の状態は密接に関与し、相互に影響を与え得る。このことを心身相関といって、心身医学の重要な基本概念の 1 つである。

4. 精神病理と社会現象

人間は、生物的あるいは心理的存在だけでなく、社会的存在でもあるから、人間の精神状態が生きている時代の社会の影響を受けるのは当然であろう。したがって、精神障害あるいは精神病理を考えるときは、個人のみでなく、つねに社会状況にも目を向ける必要がある。

精神障害の発生についてみると、社会病理現象とよばれる自殺、犯罪、非行、麻薬・覚醒剤使用などは、現代社会への移行にしたがって増加傾向を示し、その内容も時代とともに変化している。不登校（登校拒否）や大学生の無気力の増加も社会状況と密接な関係がある。また、社会の管理化の強化や徹底が、神経症やうつ病を増加させており、コンピューター等の器械の日常生活への導入急増による人間の適応困難がテクノストレス症候群という精神病理を作り上げている。また、子育てが終わって子供がすべて独立して家を出てしまい夫婦だけが取り残されたときに、主に母親に生ずる「空の巣症候群」といわれるうつ状態、家に帰れず病院から出勤する「帰宅恐怖症」、月曜日や夏休み・冬休み明けに通勤・通学できなくなる心身症など、近年は数え切れないほど多くの新しい「疾患」が生まれている。

心因性睡眠障害、外傷後ストレス障害（PTSD）の症例

64歳　男性　無職

生活保護を受けている初老男性。かつて四国で海産物商売をしていたが、商売で詐欺に遭って騙され、50歳の頃一家心中を計った。その際に父と弟を絞殺し、自分も自殺を図ったが死にきれず一命を取り留めた。裁判で実刑を宣告され刑務所に8年服役した。先の無理心中では妻や子供を巻き込むには至らなかったが、妻とは離婚し子供も自分から去っていった。出所後、孫と生活している娘を頼って近隣にきたが、夜になると昔の事件を思い出して眠れず早朝覚醒もある。

●●●

本例は、耳鳴・難聴・めまい等の治療や、心因性の睡眠障害、被害妄想を伴う初老期うつ病および仮面うつ病であると思われる。数種類の睡眠剤を中心に抗不安薬を加えた薬物治療と精神療法等を行っている。

精神障害の内容については、社会の近代化につれて神経症類型では、ヒステリーが減少し、不安・抑うつ・心気などの症状を示すタイプが増加している。精神分裂病についても、最近では強い緊張・興奮を示す例が減少し、うつ病も、とくに都会では神経症的な傾向をもち非定型的なものが多い。

以下、近年比較的若い世代を中心にしばしば問題になっている幾つかの主なストレス疾患について、簡単に述べる。

(1) 摂食障害

近年にわかに注目を集めてきた摂食障害（Eating disorders）は、次の疾患群を含んでいる。

① Anorexia Nervosa（神経性食思不振症（拒食症）AN）

② Bulimia Nervosa（神経性大食症（過食症）BN）

③ Pica（異食症）

④ Rumination disorders of infancy（幼児期の反芻性障害）

⑤ Eating disorders not otherwise specified（特定不能の摂食障害）

なかでも重要なのは、①の神経性食思不振症（拒食症）および②の神経性大食症（過食症）である。

神経性食思不振症（Anorexia Nervosa）とは、主に若い女性で体重や体型について、ゆがんだ認識、すなわちやせ願望や肥満恐怖からほとんど食べなくなり、原因と考えられる器質性疾患がないのに、ひどく痩せて無月経などの症状を伴うものである。その摂食障害の病態は、はじめは不食が主体であるが、隠れ食いや盗み食いなど様々な食行動異常が認められ、経過中には過食症（Bulimia Nervosa）がみられることが多い。

神経性食思不振症（拒食症）が一般的にもよく知られ、有名である。しかし、近年は、臨床の場では過食症がみられる機会も多くなってきた。アメリカの女子大生には、その約４％以上に過食症がみられるという。わが国でも、近年は増えつつあり、発症年齢も低年齢化している。さらには、女性のみならず男性例もみられるようになっている。また、最近の傾向としては、拒食症よりも過食症の方が急増している。ただし、注意すべきは過食症とは言っても、必ずしも太っているわけではない。むしろ、食べたら指を口の中に入れたりして吐く、あるいは下剤を使って出す、といった具合に、栄養にならないので体力がなく痩せている例が多いのである。

こういう症例はとくに問題があり、時間はかかっても、認知行動療法や精神療法（カウンセリングを含む）を中心に、いろいろな心理療法、さらに必要に応じて睡眠剤や抗不安薬など適切な薬物療法を併用していくのが一般的である。

摂食障害の症例

20歳　女性　大学生

県下随一の進学高校生時代より、陸上部に所属し、主将として活躍していた。もともと食べることは大好きな方だったが、陸上選手としての食事制限、主将としてのプレッシャー、両親の宗教問題での対立、成績不振等がストレスとなり欲求不満を解消するために、過食や気晴らし食いが始まり、その頻度は増し程度もひどくなっていった。陸上選手としてのベスト体重維持はことのほか、重圧になり、ますます悪循環になっていった。一度過食の衝動が生じると、過食しては指をのど奥へ突っ込み、吐くことを習慣化した。大学をスポーツ特待生で合格後も、当初は40kg前半のベスト体重を維持するための食事量しかとれなかった。一人暮らしを始めてから親の目を気にすることもなくなり、真夜中にコンビニに出かけては食物を買い漁り、部屋に戻っては一気に大量のジュースやコーラとともに飲み込むという日々が続いた。しかも、一人での飲食の直後は、後悔と自責の念で必ずといってよいほど吐き戻した。大学１年の後期になって、同じ陸上部で悩みを打ち明けられる恋人ができ、病気の相談を行ったあと、精神科や心療内科に通うようになった。カウンセリングを含む精神療法と最小限の薬物療法のおかげで、自分の性格や行動を反省し、また理解できるようになり、今は精神的にも落ち着き、過食や吐き戻しもほとんどなくなり、勉学や陸上の練習に集中できるようになった。

●●●

上で述べた例は明らかに過食例であるが、摂食障害の多くは拒食（AN）と過食（BN）の双方の症状を示す。兄弟姉妹は姉一人、父親は一般企業のサラリーマン、母親は自宅で習字教室を開いているが、性格や宗教の違い等で夫婦仲は良くない。本人も、性格は甘えがちで依存的な反面、弱さを他人に見せたくない完全主義的な傾向もある。学校の成績は抜群で、他人の気持ちを優先するため自分の主張を抑えやすいところもある。摂食障害には、このように心理的問題が必ず潜んでいる。

しかし、実際の例では、必ずしも上のように単純ではなく、ひとときは「自分の性格や行動を反省した」かのようにみえても、実際は強情で素直でない例も多く、病気になったのも「他人のせいでなった」といい、治療で治ったのを「自分で治した」と反省の色がない。したがって、また同じことをやって生きて、しまいには人格異常や社会性破綻に近い状態になることもある。これは、もともと性格的な問題があるためで、人格障害に近い例も存在する。

さらに、気分障害（うつ等）の病態も複雑に絡んでくることがある。次の症例など、その典型例であろう。

気分障害（双極性うつ病）、摂食障害（過食症）の症例

46歳　女　主婦

26歳時にエステで詐欺に遭って10万円騙し取られたのをきっかけにうつ状態になった。その後、他病院からもらっていた精神病薬を全部のんで自殺未遂、かろうじて一命を取り留めた。以後、薬物治療で改善しないため、東京に住む妹のところでのんびりと静養したら良くなっていた。32歳で恋愛結婚し、実母がホテルを経営し、夫が料理長をしている。4歳の長男が腸炎で救急病院へ入院し、その際家族から母親の不注意を叱咤され、再びうつ状態になった。その後は幾つかの病院を転々とした。過食症は25歳時頃よりあるが、ストレスが重なったり、うつになると食べることで不安を解消しようとする。「不安状態を抑えられるのは食べることだけ」と言う。

●●●

うつになると食べることで不安を解消しようとし、過食と肥満をきたす。うつ状態と過食が同時に関連をもって生ずるタイプである。薬物治療（リチウム製剤、抗うつ薬、抗不安薬）と簡易精神療法等で治療した。

上でみたように、摂食障害の多くは拒食と過食の双方の症状を示すため、両方の病態の特徴を比較して表3にまとめてみた。

表3　摂食障害の特徴

	AN	BN
症　　状	無食欲・活動的、自己嘔吐・下剤乱用型、無月経、ヒステリー傾向、強迫症的傾向	自己規制ができない・ひきこもり傾向、浄化型と無浄化型、自己嘔吐・下剤乱用型、無月経、気晴らし食い
診断基準	標準体重のマイナス20％以上のやせ、食行動の異常、体重・体型に関する歪んだ認識、30歳以下の発症年齢、女性では無月経、やせる原因となる他の器質的疾患が無いこと	無茶食い（一定時間内の多食)、食行動の異常（無茶食い行動を自己制御できない)、体重への異常な関心・ボディイメージの異常な歪み、3か月間少なくとも1週間2回無茶食いのエピソード、無茶食い後の自己卑下と抑うつ気分
性格・思考パターン	潔癖・清浄、強迫・内向・分裂気質・我慢強く自分に厳しい完全主義的性向、やせることで安心感・達成感・優越感を手に入れようとする、自己評価の低さ、肥満恐怖	未熟な人格、甘え、ヒステリー傾向、虚栄心、他者志向的、依存的、衝動的・わがまま（自己中心的)、自己評価が低い、肥満恐怖、淋しさ・孤独感が強い

摂食障害の治療法

薬物療法他：食欲増進剤、坑うつ・坑不安薬、栄養剤などの薬物のほか認知療法（医師やカウンセラーとの対話によって、これまでの自分の思い込みや誤った考え方を見直し、正しい自分と病気の知識を得て、適切な行動の仕方を学ぶ)。

家族療法：家族に対しても同様の認知行動療法を行う。患者が治療に専念しやすいような環境設定。

行動療法：不適切な摂食行動を修正し、新しい食行動を形成する。

強制栄養：栄養剤の輸液や経腸栄養でカロリー摂取させる精神療法。

BNの3分の1にANの既往がある。

(2) 過敏性腸症候群（IBS：Irritable Bowel Syndrome)

IBSの主な症状は腹痛、下痢や便秘などの便通異常、残便感、腹部不快感、ガス症状などである。不快感や抑うつ感を伴うことも多い。下痢は少量だが頻回の排便、便秘は兎糞状で痙攣性便秘もある。病態としては消化管運動機能異常、内臓知覚過敏がある。発症と増悪には心理的因子の関与が大きい。したがって治療目標は、治癒ではなく症状のコントロールである。診断は、他の消化器系疾患の除外診断から始める。

過敏性腸症候群および胃潰瘍の症例

31歳　男性　中学校教師

もともと人付き合いが下手で人間関係をうまく保てず、児童期から緊張すると下痢をしていた。田舎に赴任の1年間はのんびりし下痢はなかったが、市内の中学校に転勤してから校長とうまが合わず、ひどい下痢に悩まされるようになり学校に出勤すると水様便が止まらなくなった。ときには朝から腹痛があり頻回にトイレに駆け込む状態である。

●●●

もともと気の弱いモラトリアムの性格で、学校教師などには自分は向いていないと思いながらも、その職業のもつ魅力というより「社会的安定性」から諦め切れず、首尾よく採用試験に通ってなるにはなったが、案の定うまくいけるはずもなく、上司や生徒から受ける様々な精神的ストレスによって、腹痛や下痢など消化器の機能障害が起こったものである。本例では、胃潰瘍ももっており、これも心因や環境因によるところが大きいと考えられる。薬物治療（抗コリン薬と消化性潰瘍治療薬）と簡易精神療法を組み合わせて治療にあたっている例である。

⑶ 起立性調節障害（OD：orthostatic dysregulation）

思春期前後に発症し、起立時のたちくらみや気分不良、脳貧血などを主症状とする自律神経機能失調症である。末梢血管系交感神経活動が低下し、それによって循環調節機構が障害され、起立性低血圧を起こしやすい。起床が遅い、動悸、頭痛、腹痛などの自律神経症状や睡眠障害（入眠障害・夜間覚醒）、焦燥感などの精神症状を伴うことがある。

遺伝素因、思春期特有の自律神経機能変化などの身体的基盤の上に、親子関係・友人関係での葛藤・学業に対する不安などの心理社会的背景が重なり、発症すると考えられる。登校拒否の初期症状と類似し、それと合併することもある。

治療は、病気を正しく理解させ、規則正しい日常生活をおくることや運動の勧め、また人間環境の調整や昇圧剤投与も場合によっては考慮する。

(4) 過換気症候群（過呼吸症候群、HVS：hyperventilation syndrome）

過換気症候群は、不安発作の際に呼吸促迫が起こり、ほとんど強制的に頻呼吸が生じ、この過呼吸の結果として二次的に四肢末端のしびれ感、冷感、苦悶感などが生じるものである。ほとんどの場合、安静にすればしばらくして落ち着き生命に異常はないが、本人にとっては深刻な症状であり、呼吸困難を伴って強い恐怖感を味わうことが多い。

代謝に比して肺胞換気量が過剰となる結果、動脈血炭酸ガス分圧の低下と呼吸性アルカローシスをきたす病態で、強い呼吸困難は必発であるが、次のパニック障害になると、さらに種々の全身症状（めまい・四肢のしびれ感・振戦・胸痛・動悸・口渇など）、あるいは意識障害までも認める。通常は過換気をきたす器質的疾患がなく、不安・緊張・抑うつなど心因性に起こるものを指すが、貧血・発熱・高血圧などを誘因とすることもある。治療は、抗不安薬（ジアゼパムの筋肉注射が効果的）、ベータ・ブロッカー（β遮断剤）などの薬物療法、その他一般によく使われる方法として紙袋などを用いて呼気の炭酸ガスを再吸入させる再呼吸法（ペーパーバック法）がある。

過換気症候群の症例

21歳　女性　養護教諭

主訴：発作性の呼吸困難感、手足のしびれ感

家族歴：父が胃潰瘍、祖母が高血圧症

病前性格：元来不安は強く感じる方で、神経質である。

現病歴：

自動車で出勤途中、信号待ちしている際に追突され、鞭打ち症になる。以後、運転は怖くてしばらく控えていたが、1か月後久々運転して通勤が始まった。数日目に追突された信号機が赤で止められ、待っている間に、あのときの場面を思い出し、突然に過呼吸発作が出現した。手足もしびれて、しばらく動けず、クラクションの音でいっそう混乱した。

学生時代に医学の講義で覚えた応急処置を思い出し、ペーパーバック呼吸を自分自身で試そうと、紙袋を探した。スーパーの買い物袋を見つけ、急いで口に当てて呼吸した。クラクションは鳴りやまず、追い越す車の運転者が自分を睨み付けていった。神に祈る気持ちで涙して十数回呼吸した。ほんの数分であったはずが、何十分にも感じた。少し落ち着いたので、急いで車を道路のわきに寄せた。

この後、学校に連絡をとり、心療内科を受診。いわゆる安定剤等を処方してもらう。

しかし、薬に頼ることを潔しとせず、のんだりのまなかったりであった。食欲不振、不眠症も出現し、朝なかなか起きられず、起きても何もする気がおきず、出勤もできない日があった。また心療内科を受診し、薬をきちんとのむことを約束し、数種類の薬を毎日内服するようになった。日々の不安感もとれ、あの交差点で車を一時停止しても、発作は起こらなくなった。

心理テストで、CMIはIII領域（神経症傾向）、YGテストはA型、PFスタデイでは不満場面で自己の心の中の葛藤や不満を気づかれないように抑えて表明しない傾向が強いと判断された。MASで1領域（高度不安状態）。

●●●

入院時には、一般検査の他、過換気症候群を引き起こす可能性のある肺や脳の器質性疾患の鑑別診断に必要な検査を行った。同時に、発作状況の分析や持続・悪化因子の特定、背景因子の有無等について、明らかにするための面接が行われた。その結果、患者に対し、本疾患の病態をよく認識してもらい、過剰な不安を和らげ、事故との関係だけでなく、その他葛藤や欲求不満と結びついて起こることを説明し、自律訓練法や行動療法として系統的な脱感作療法を行った。また、発作の起こったときの対応（ペーパーバック法・抗不安薬内服・ゆっくりとした腹式呼吸法等）を指導した。その後、自律訓練法の上達にしたがって、系統的脱感作療法も効果を示し始め、事故レベルのイメージでも発作や強度の不安は起こらなくなり、予期不安の少ない日常を過ごしているという。

摂食障害（神経性食思不振症）、不登校の症例

14歳　女子　中学2年生

小学2年生より学校へ行けなくなった。今は不登校の生徒向けに準備された適応教室に通っている。しかし中学生が多いのでこちらにも通いたがらない。スクールカウンセラーにも週1回カウンセリングを受けている。親にはすぐに反発し、一方でめいっぱい甘える。食が細く、ほとんど食べられないことも多い。おしゃれに気を使い、容姿を気にするが、乳房発達や初経もなく、かなり痩せている状態である。同時に、不満や口論等のふとしたきっかけで、夜間等に過呼吸発作や嘔気嘔吐も起こり易い。

●●●

自我の発達が未熟で、欲求不満やストレスによって身体化症状が出易い型と考えられる。自律神経失調が不定愁訴を生み、両親の過保護な態度が不登校成立に係わっている。脱水症や栄養障害に対する補液と抗不安薬、簡易精神療法および自律訓練法で治療している。

(5) パニック障害（パニック発作）

パニック障害とは、パニック発作とよばれる精神的恐慌状態が生活の中で反復的に起こる病態である。DSM-IVによれば、主な症状のうち4つ以上が突然に発現し、10分以内にその頂点に達するものをパニック発作と判定し、PDと診断する。その主な症状とは、心悸亢進・発汗・身震い・呼吸困難・胸痛や腹部不快感・めまい・ふらつき・狂気または死への恐怖・異常感覚などである。症状数が基準に満たないものを不全発作という。

パニック障害の上位概念である不安神経症には、上記のパニック発作型のほかに、全般性不安型がある。もともと不安神経症の不安は、「対象のない漠然とした恐怖」であるが、パニック発作も突然に理由もなく強い不安に襲われ、上記の多彩な症状が出現する。しかし、多くは救急車で病院に運ばれて心電図等いろいろと検査されても、着いた頃には発作もおさまっていて大きな異常がない。それでそのまま帰宅するが、数日をおかずまた発作を繰り返す。そのうち、患者は、またいつ発作が起こるのではないかという予期不安を抱くようになる。この「予期不安」が現実的には大きな問題となることが多い。つまり、以前に発作を起こした場所などに対する恐れ（空間恐怖・広場恐怖）をしばしば伴い、一人で外出したり、乗物に乗ったり、車で遠出できなくなる。

かつては、心臓神経症とか、過換気症候群、ヒステリーなどと混同して考えられていたが、近年はこれらとは別の疾患や病態と考えられて分類されている。治療は、抗不安薬（アルプラゾラム等）による薬物療法と、支持的カウンセリングおよび行動療法等が併用されることが多い。

パニック障害の症例

45歳　女性　主婦

動悸・息苦しさ・しびれ・めまい・不安感等の発作が短時間に起こり、そのこと自体を不安に感じ、しばしば起こるようになったので来院。日常的にはカナダに在住し、国際的に活躍している老年画家と海外で結婚生活をおくっている。しかし2か月に1度くらいの割で定期的に帰国し、夫からの用事を日本でたしたり、画商に夫の画を売ったり、ついでに実家でくつろいだりする。しかし、カナダでは買い物やパーテイなどの機会に恐慌発作が頻発するようになり悩んでいる。

●●●

予期不安と心身の疲労が症状を増悪させている。帰国した際には必ず来院し、主治医やカウンセラーの顔を見ると安心する。周囲に親しい人がいると、何か起こったときに助けてもらえると安心する。症状的にも典型的なパニック障害例である。抗不安薬の薬物治療と行動療法、精神療法等を行った。

(6) PTSD（心的外傷後ストレス障害）

PTSDとは、犯罪・戦争・災害・人質・強姦といった非常に激しく重いストレスが加わった結果、フラッシュバックなどの再体験と種々の回避行動（つまり外傷を思い出させるような会話・思考・場所等から回避する）が生じ、生理的な過緊張状態が起こる心身の反応である。通常1か月以上3か月以内が急性のPTSD、3か月以上持続する場合が慢性のPTSDとされる。発症の遅延、すなわち6か月以上経ってから発症してくるケースは難治であるとされる。

治療は、三環系抗うつ薬等の薬物療法と、精神療法が併用されることが多いが、後者では性急な心理的介入は避けるべきで、まず安定した治療関係を築き上げるべきである。そうした中で、治療方針や目標が設定され、患者の苦悩を受容し、既往の心的外傷を再体験するのを防ぎながら、客観的な現実認識、具体的な問題解決に向けての精神療法が進められる。現在の様々な精神症状に対して慎重に聴取しながら、過去に何らかの外傷体験がないか、性格的な問題が潜んでいないかなど、心理的葛藤についても探る。患者本人のみならず、家族や周囲の親近者等に対しても本症の病態を説明して支持的環境を作り出すように援助することも重要である。その他、筋弛緩や脱感作などの行動療法や認知療法も行われる。

PTSD、不眠症、不安および強迫神経症の症例

55歳　女性　調理師

公営住宅入所中、夜間に自宅真上の空き部屋で爆発炎上。九死に一生を得た。しかし、誰も住んでいないはずの部屋で、侵入者が何かの目的で爆発事故を起こした事実が判明したことで、さらに精神的ショックに陥り、その後は事故の際の恐怖と後処理の対応に伴う不安・イライラ感、そして戸締りやアパートへの他人の出入り等に、何度も気を使うほど強迫的になってしまい、不眠になった。また、職場でも、調理士主任になり、リーダーシップをとらざるを得ないが、なかなか言うことを聞かない部下も多く、人間関係でも悩んでいる。

●●●

本例は、災害事故、それも人為的な事故例であるが、大震災や大洪水、あるいは火山爆発などの自然災害でもしばしば起こる。独身でパートをしている中年女性が団地の自宅の真上の部屋でおきた爆発炎上という火災事故に、床が抜け落ち、自室も被害を受け、2人の子のうち1人が上から落ちてきた家具の下敷きになって死んでしまった。自分自身も寸でのところで九死に一生を得たものである。不幸中の幸いともとれるが、しかし、本人は息子を失ったこのときの事故のショックと後処理等で、すっかり精神的に疲弊し、毎晩そのときの時間を迎える頃になると、悪夢にうなされ、持続する強い不安と、火の始末や戸締りあるいは階段での人の昇り降りなどをチェックするなどの強迫神経症にかかってしまったものである。何をしているときでも、当時の事故を思い出すというフラッシュバックも生じている。

PTSD、精神分裂病の症例

28歳　女性　無職

幼児期に実父に強姦されていた。実母は外国人で分娩後死去。育ての母、つまり現在の母は分裂病で病院に入院中。生活は自閉的で疎通性に乏しい。食事摂取の不十分で、体力低下で点滴をしばしば行った。

●●●

上記の例は、性にまつわるPTSDで、一般的には非常に多い女性が男性から受けた強姦例である。それも、幼少時に受けた傷（それは肉体的外傷でもあるが、心の傷の方が一般には治りにくい）が、思春期から成人期にかけて後遺症となってはっきり認識され、上の例のように人格や行動に影響を与えていると思われる。もちろん女性から男性が受ける例もあるが、これは上司が部下に対するときなどの性的いじめの部類に属して心的外傷の後遺症にまでは至らないことが多い。

パニック障害、対人(視線)恐怖、PTSDの症例

22歳　女性　フリーター

小学校入学までは普通の元気な女の子だった。2年生の時に、帰宅途中に変な男にいつも待ち伏せされ、人気のない横道に連れて行かれ、作業小屋で性的いたずらをされた。誰かに言うと殺すと脅かされて、声が出なかったし、そのことを話せなかったという。それ以後も、数回同じことをされた。いつも恐怖で足がすくんだが、その道を通らないと帰宅できなかった。短い時間がまんすれば、と思って耐えたが、その後はいつの間にか、その男も待ち伏せしていなくなっていた。しかし、そのことがあって以来、男性と話すときにまともに相手の眼を見て会話できなくなった。同性と話すときにも緊張する。また、電車に乗れず、無理して乗ると動悸や吐き気、息苦しさが起こり、すでに電車内で数回発作を起こしている。

●●●

上記も、性にまつわるPTSDで、児童期の女子が見知らぬ成人男性から性的暴力を受けたものである。本例は、それが思春期から成人期にかけて後遺症として残り、対人（視線）恐怖、ときにパニック発作の形になって、現れている。成人で受ける女性のPTSD例も多いが、幼少時の心身が未発達な年代に、肉親や親戚あるいは見ず知らずの男に受けるPTSDの方が、どちらかというと治療も遷延し重症であることが多い。もちろん、その事件・事故の、本人にとっての重大性にもよる。

(7) 自律神経失調症

一般的病名として、非常にしばしばみられ、また医療者側も多用する病名である。同様なものに、精神分裂病に対する「神経衰弱」などの「使いやすい」言葉もある。しかし、ときにこれらの病名が安易に使われる嫌いもあり、幾らかでも自律神経関連の症状を認めれば、その患者はすべて「自律神経失調症」になってしまう危険性もある。自律神経系の症状の成り立ちを、臓器や器官の脆弱性や機能不全に求め、1つの疾患単位とみなす考えから生まれた疾病概念が、自律神経失調症である。したがって、その言葉自体は曖昧であり、対象器官も、原因もそこからはまったく読み取れない。脚気に似た症状をはじめとする漠然とした身体的愁訴で、これに見合うだけの器質的疾患の裏づけがないものを「不定愁訴群」と一括すると、この概念が生じてくる。その症状の発現に心因の関与が認め難く、かつ自律神経関連の機能検査等で自律神経失調が認められるもので、体質性素因が重視されるタイプである。自律神経失調症では、心理的・社会的ストレスが絡んで自律神経失調を呈するものも多く、これらは心身症としての自律神経失調症といえ、臨床上出会う機会はきわめて多い。本症では、不安定で消長しやすい自律神経愁訴がみられ、かつ自律神経機能検査で異常を認める。また、既往に乗り物酔い、嘔吐、起立性調節障害などをもつことが多く参考になる。

癒着性腸通過障害、過敏性腸症候群、ストレス性潰瘍の症例

52歳　男性　公務員

大腸癌手術の既往あり。その後、鼓腸（ガスがたまってお腹が張ること）が多くなった。昨年度初頭より、残業多くオーバーワークが続いていた。不眠や肩こりもあって悩んでいた。高血圧・境界型糖尿病・高脂血症でも加療中（内科）。4月中旬から、夜間などに突然の腹部症状（おなかが張る、腹がグルグル廻る、腹鳴、腹痛）の発作が起こり、苦しい思いをしている。

●●●

緊張持続により、自律神経失調をきたし消化器を中心とした症状が出現したものと考えられる。ほとんど腹鳴ノイローゼの状態で、症状へのとらわれと予期不安が症状を増悪させている。整腸剤、抗潰瘍剤、抗コリン剤等の薬物治療と行動療法・簡易精神療法等で治療した。

(8) 空気嚥下症（呑気症）・放屁過多症（鼓腸）

空気嚥下症は呑気（どんき）症ともいうが、飲食物摂取、習慣性、精神的緊張などで過剰に嚥下された空気が消化管に停留し、頻回のげっぷ、腹満、腹痛、胸痛などの愁訴を生じるものである。腸管内のガスの約半分は嚥下された、つまり呑み込まれた空気といわれるが、1回の嚥下で2～3mlの空気が呑み込まれると考えられている。問題は、この空気嚥下症または呑気症が、結局大量の空気を呑み込み、消化管内にガスが貯留し、様々な不快な症状が出ることがあるということである。

すなわち、おくび（ゲップ）はもちろんだが、下腹部の症状、例えば鼓腸（ガスなどで太鼓のようにお腹が張ってパンパンになること）、腹部膨満感、腹鳴（お腹がゴロゴロまたはグーグーと頻繁に鳴ること）、放屁過多、腹痛などの直接的原因となることがある。

(9) 転換性障害（conversion disorder）

無意識的葛藤が、随意運動系あるいは知覚感覚系の身体症状に置き換えられる心身反応機制を、転換あるいは転換反応という。この機制によって生じた身体症状を転換症状と呼ぶことがあるが、これらは抑圧された欲求の直接的充足を図る代理物であったり、または妥協的産物、あるいは精神分析学的には、超自我の批判検閲をまぬがれる自己処罰の象徴的意味合いをもつものとして理解される。したがって、転換も自我の防衛機制の一つである。転換症状には、失立・失歩・四肢麻痺・失声・けいれん発作・嚥下障害・盲聾などがあるが、これらを主症状とするヒステリーを、転換ヒステリーと呼ぶ。

転換性障害（ヒステリー型神経症）、人格障害の症例

36歳　女性　主婦

患者が22歳、夫が31歳時に見合結婚した。自衛官の夫と数年に及ぶセックスレス。「そもそも、実母が自衛官のようなピシッとしたタイプが好きで、勧められて見合してしまった」のが失敗の始まりだったという。夫は酒もタバコもやらず、昔の「陸軍士官」か、清く厳格な「ピューリタン」的人格であるが、自分は「夢見る女」タイプのロマンチストであるという。夫とは性格がまったく違うと強調し、何かにつけて自己を正当化する。家庭は、母は患者が幼い時に離婚し19歳年下の内縁の夫と暮らしており、本人は怖い義父の顔色を窺って生きてきたという。あるとき夫に対し、自分から求めたセックスを拒絶されたことから、立って歩くことができなくなった。近所の友人に抱えられて来院。

●●●

父母や夫との間の持続的な心理的葛藤によって長い間「いい子」を演じてきた反動が、父と夫が重なり映り、発症には幼少時の父母の離婚と分離不安などの心理的メカニズムがうかがわれた。簡易精神分析および交流分析を主として行っている。夫には行動療法的アプローチを勧めている。精神療法や交流分析などの心身医学的療法を中心に行っており、現在のところ薬物療法はしていない。

(10) 心因性失声症

上でみた転換性障害の1つとも考えられる。しかし、比較的多い疾患であるので、一項目として説明を加えた。

発声・発語器官に障害がみられず、言葉そのものは知っていながら口を閉ざして喋らない状態で、種々の精神疾患、例えば幼児自閉症、精神分裂病、うつ病の昏迷期に出現することがある。このような精神科疾患の一症状として出現する場合は、とくに緘黙（かんもく）症とよばれることが多い。しかし、失声症の多くは心因性のもので、ある特定の場所や状況だけに無言になる選択性失声症（場面緘黙）は幼児期に多くみられる。その他には、どのような場所や状況、また誰に対してでも口を開かない全般性失声症（全緘黙）というものがある。いずれにしろ、身体的緊張、行動の狭小化、過敏さなどを示し、摂食を拒否したり、動けなくなることから失禁を伴うことがある。小児期の失声症（緘黙症）は、自分の高不安状態を防衛するため、無言症状を維持しているものと考えられる。したがって、失声（緘黙）の背景を、他人への過剰な防衛反応と考え、それを軽減するためのプレイルーム等での自由遊戯療法、また年長児では箱庭療法や絵画療法も効果をあげ得る。現実場面での不安の軽減と養育者の不適切な養育態度に対してのカウンセリングが必要であろう。

心因性失声症の症例

25歳　男性　会社員

高校卒業と同時に会社に就職し、6年目に自宅から遠い営業所に転勤となった。4月より単身でアパート生活をし、異動した職場ではパソコンでの情報管理を担当した。小さな営業所ではコンピューターに詳しい人は誰もなく「親しみやすい人はいなかった」という。そのうち不安感、イライラ感、気分の落ち込み、食欲不振が出現。この頃はパソコン関連の主任を任せられるようになり、責任も大きくなった。しかも「2000年問題」の対応から、ストレスが大きく仕事量も過重となったと話している。それでも何とか耐えていたが、12月初旬についに休暇をとって会社を飛び出し、実家に戻ってきた。「2000年問題」のプレッシャーにかなわず逃げ出したが、幻聴や幻覚はないという。28日から年末休暇となってもイライラして落ち着かず、翌年1月初旬の会社出勤日に失声した。以後ずっと会社に出勤できないでいる。恋人とは結婚の意志のもとに付き合っていたが、昨年10月頃に別れたという。このプライベートな事件も発症に関係していると思われる。現在は日中には家にこもり日記を書いたり、音楽を聴いたり、ときどき母と散歩に出ている。家族とも筆談でコミュニケーションをとっている。食欲はあまりない。昼寝も数時間、また夜間の睡眠も十分とっている。失声の症状がみられてから、総合病院を受診し、脳波やCTならびに内科的な種々の検査も受けたが異常なかった。

家族は、公務員の父、専業主婦の母で、下に2歳年下の妹がいる。生育歴に問題なく、家族歴や既往歴に自閉症など特記すべきことなし。

現症に異常はない。意欲の低下と焦燥感、体重減少もみられた（8か月で6kg減）。X線・CT・MRIおよび脳波検査等でも異常なし。心理テストのストレスチェックで治療開始後1か月間で当初のほぼ半分の得点に減少した。自記式うつ状態尺度（SDS）でうつ傾向を示した。

●●●

本症例は、血液・尿、X線・CT・MRIおよび脳波検査等でも全て正常範囲ということで、脳や発声器官障害等の器質的疾患は否定された。背景因子として心因性が最も考えられた。こうして全般性失声症と思われるが、妄想・幻覚やうつ病昏迷期の徴候はないことから、精神分裂病など内因性精神疾患は考えにくい。また、高度不安状態におかれ、身体的緊張、動作の緩慢、軽度の摂食障害等が出現している。失声症の一般的な定義は、発声･発語器官に障害がみられず、言葉を知りながら口を閉ざして喋らない、あるいは喋れない状態で、種々の精神疾患にみられる。とくに前者を緘黙症、後者を失声症と区別してよぶこともある。いずれにせよ、多くは心因が多分に絡んで起こる。つまり心因性発声障害という言い方もできる。本例は、ある特定の場面のみで起こる失声ではなく、家庭でも職場でも起こるもので、いわば全般性失声症にあたると考えられる。本例に対しては、さっそく薬物療法、精神療法、カウンセリングそして自律訓練法等を組み入れて治療にあたった。その結果、治療開始後、半年たって自然に発語ができるようになった。具体的には、心身症適応の薬物療法として抗不安薬等で落ち着いた。簡易精神療法及びカウンセリングとしては、症例や治療目的について討議し、相互に熟知した上で臨床心理士との協調体制を図った。行動療法としては、バイオフィードバック法による身体緊張状態・防衛反応の認識をさせ、休職中の生活習慣・行動等に関するアドバイスやモチベーション等についての生活リズム保持に関する行動療法、また自律訓練法（AT）との組み合わせを考慮した。ATでは、全公式のトレーニングと催眠療法との結合を臨床心理士が中心になって行った。初診日より半年間にわたり診察も筆談で行った。食欲はあまりなくとも、少しずつでも食物を口にするよう指示した。夜間の睡眠も十分にとるよう指示した。休職中も家に篭らずに規則的生活習慣を守らせるようにし、好きな読書や運動で意欲向上に努めさせたところ、新聞や本などを欠かさず読み、スポーツジムなどにも足を運んでいた。8月初旬の仕事中、車に乗っている見ず知らずの人から道を聞かれて、思わず自然に声が出て教えることができた。自分でも不思議な気がし、まだ本当と信じられず、翌日になってやっと家族や同僚に話したらしい。皆とても喜んでくれた、と我々にも嬉しそうに話した。

さて本例は、内容から心因性の要素が多く、失声も新年最初の出勤日の朝にみられていることから、転換性障害の身体化症状の一型であると考えられた。心身医学における症例の位置づけ日常的ストレスをとり、家族とも連繋して様々な心身医学的治療を行った上で、本人には焦らせることなく自然な発語を待った。ただ、家族療法と職場（とくに人事課スタッフ）との対応は、環境整備という点で忘れずに考慮し行っていた。この4月には地元の新しい職場に異動になり、主治医も職場の上司や人事部局に診療情報を提供し説明したりして関わりをもった。その結果、職場の人間関係も筆談で行えるようになってスムースにいき、しかも失声症のままである重要な仕事の担当主任に抜擢された。ストレスは増えた反面、そこでは本疾患に対する理解者も多く、逆に仕事と治療に対する患者本人のモチベーションがきわめて高まった。直接的な治療も重要だが、患者本人が気持ちを楽に保て、疾患の治療効果が最大限に産み出されるような環境整備も非常に大切であると認識させられた症例である。また医師だけでなく専門の心療内科医師を含めた「臨床心理チーム」で治療に当たるチーム医療が、ここでもきわめて重要であることがわかった。

(11) 円形脱毛症 (alopecia areata)

もともと皮膚科疾患であると思われるが、じつは原因は心因性のものも多く、治療に苦慮することも多い。とくに、皮膚科から処方されたステロイド系の軟膏やクリームあるいは最近はローションなどで治るかというと、それほど単純なものではない。良くなったように見えても原因治療ではないから、また時を待たずに再発する。本疾患は後天性の脱毛で、瘢痕や皮膚病変を伴わない脱毛症の1つの型である。その脱毛は通常、2～3cmの円形ないし卵円形の脱毛斑として出現する。円形脱毛症を起こしやすい人の多くは、易刺激性で不安や怒りなどの精神的な情動が身体に表れやすく、生活習慣に不全感が強い性格傾向を有しており、発症の1～3か月前に対人関係において本人が意識していない緩慢でソフトなストレス状態が関与しており、そのような状況下で健康不全感を基盤とした易刺激的反応および疲労度の増大が円形脱毛症に関与していたとするものもある。他に原因として免疫異常・毛周期異常、自律神経的要因などが考えられる。最初から、心因性の可能性が強いとわかっていて、心療内科を受診する例も多い。心因性も考慮した総合的治療を行えば、ほとんど完治する。

(12) 心因性発熱・心因性無月経・心因性嘔吐

最も基本的な生命徴候の1つである体温であるが、自律神経の中枢である視床下部が精神状態に強く影響されて不安定になったときに、心因性発熱という形になって表れる。心理的ストレスによって発熱をきたすもので、不明熱と不定愁訴を組み合わせた臨床像を呈することが多い。熱型は不定であるが、一般には午前中高く、午後から夜は解熱傾向を示すものが多い。また自宅では高体温であるが、医療機関で測定すると平熱になっていることも多い。ただし、自分で操作して体温計の目盛を上げている詐熱（さねつ）（同様に、嘘をついて病気であるかのように見せかけることを「詐病」という）とは注意深く区別して治療に当たる。

同じような機序で起こるものに、女性では心因性無月経がある。やはり、自律神経の中枢である視床下部が、非常に強い精神的ストレスや情動変化の状態に長く置かれたときに、女性ホルモン分泌が影響を受けてバランスを崩し、無月経や月経不順という形になって表れる。また、自律神経が失調になったときの一症状としての嘔気・嘔吐は、きわめて多い。その原因が、主にストレスなどの心因性である場合を心因性嘔吐という。

心因性嘔吐、習慣性頭痛、仮面うつ病、パニック障害の症例

41歳　女性　スチュワーデス（休職中）

高校生の頃から頭痛もち。分娩時出血多量で退院が遅延し、産後うつの既往がある。勤務多忙と子供の養育をめぐる夫とのトラブルで過労、睡眠不足、体調不良のまま搭乗し、再研修中のホテルで悪心嘔吐、めまい、動悸、呼吸困難などのパニック発作を初発。

突然息苦しく動悸が起こり、病院救急室でECGやO_2吸入、点滴等で落ち着いた。過労による一過性不整脈と言われた。以後発作を繰り返し休職中である。夫や5歳の息子と衝突し嘔吐を繰り返す。

●●●

もともと緊張性の高い性格に加え、産後の異常出血や復職への不安と焦燥が軽うつ状態を併発した。薬物治療（SNRI, sulpiride, 抗不安薬）と、行動療法及び簡易精神療法等を組み合わせて治療にあたった。

(13) 動揺性高血圧、白衣性高血圧

動揺性高血圧という名称は、かつて本態性高血圧で動揺性と固定性と分けたもののうち、初期病態として前者のことであった。しかし、その後、血圧はそもそも動揺性であるので、一定せずに時々の状況で変化に富むものを境界型高血圧という用語で使われるようになった。したがって現在ではほとんど使われない言葉であるが、一部で状況を端的に表す言葉として使うものもいる。一方で、白衣性高血圧はよくみられる病態で、その言葉自体もしばしば使われている。

病院などの医療環境で白衣に象徴される医療者に測定してもらった際は高血圧を示すが、自宅などで測った際は正常血圧を示すもので、本人にとっての何らかの意味で医療者に対するストレス反応（防衛反応）の1つであると考えられる。

性格や行動パターンにもよるため、血圧正常者よりも心疾患リスクが高いとされる一方で、行動療法や心身医療を重視すべきで過剰な薬物治療には注意すべきであるとされる。

境界型高血圧症・不安障害・肥満症の症例

40歳　男性　医師

研修で東南アジアに行くことになり、一方で妻は身重で帝王切開手術を受けることになった。以前、飛行機に乗ったときに動悸や過呼吸などの発作が起きたことがあり、また今度の出張旅行で不安発作が起こらないか心配であった。十分な抗不安薬を内服して何事も起きずにすんだが、無事帰国した後は、報告書を書くのが大変であるともらした。そして、よく食べ、運動不足ぎみである。その結果、体重も85kg（160cm）と急増し血圧も収縮期が200、拡張期も120mmHgを超えたこともあり、血圧も精神も不安定である。

●●●

種々の不安、とくに予期不安が強く、場面や職場環境で自律神経系の過剰反応による発作やストレスによる食欲亢進が生じ、その結果高度肥満と高血圧症をもたらしたと思われる。薬物治療（抗うつ薬、抗不安薬および降圧剤）と行動療法及び簡易精神療法等で治療した。

(14) 書痙（しょけい）

書字に関わって生じる筋肉の微妙な協調運動障害である。指先に力が入り過ぎたり、逆に力が入らなかったり、震えたりすることによって、書字困難を生じる。心因説と器質説との間で論争があり、まだ決着をみていない。いずれにしても、重症化には心因も関わっていることは事実で、「また、震えて書けないんじゃないか」という予期不安によって、ますます悪循環に陥ることが多い。

書痙の症例

43歳、男性、事務職

ここ数年とくに、字を書いたり、ワープロや電卓を打ったりすると、手が震えたり、硬くなったりして動けないほど緊張する。両親ともに高血圧症である。35歳頃に自律神経失調症といわれた。38歳時にマンションを購入し、その際の契約サインの時に手が震えて署名できなかった。以後、仕事で経理部にまわされ、職務上金銭に絡む数字を扱うことが多いが、とくに数値を表に書いたり、計算を実行したり、紙を人に手渡したりする際に、手が震えて恥ずかしい思いをしたという。数ヵ所の内科や脳神経外科で診察を受けたが診断に至らず、大学病院神経内科で「書痙」と診断された。

●●●

本例に対しては、検査や治療の徹底を図るために、入院の上、自律訓練法や行動療法を行った。しかし、そもそも最初から、病気を治そうという意欲に乏しく、真面目に自律訓練法を練習しよう、しっかりと行動療法などで治療しようという意志がなく、何事にも中途半端であったので、症状の出現も一進一退であった。しかし、心理テストで、CMI はII 領域かつYGテストはD型で不適応型ではないこと、また PF スタデイでは不満場面で攻撃性が表出する傾向が強く、抑圧・反動形成・合理化などにかなり神経を擦り減らしていると判断された。そのような点に注意して、じっくりと治療にあたり、少しずつ効果が出てきた例である。

X

全人医療としての精神・心身医学

＊＊＊

はじめにも述べたように、個人的な病気あるいは世の中に起こる事件や事故による疾病や障害というものは、あらかじめ医学のどの範疇という分類に沿って生じてくるものではない。このことは、精神医学と心身医学も、同じ心（精神）を中心に扱っている以上、疾患をどちらかの守備範囲の中に、きれいに分類できないということである。

精神医学の範疇でさえも、例えば典型的な精神分裂病でもなく、また明らかな気分障害（感情病・躁うつ病）の疾患概念にも含まれないような症例がみられ、このような例は「非定型精神病」として新たな疾患群を作り分類項目として加えたことは、先に述べたとおりである。

同様に、心身医学でも似たようなことがある。すなわち、上でみてもわかるように、心身医学の臨床症例、すなわち心身症の疾患群は、そのほとんどが内科領域でみられる疾患であり、内科以外でも皮膚科・耳鼻科・産婦人科等に集中している。つまり、同じ疾患をその成因でみた分け方をしているわけである。したがって、最初は精神医学領域の疾患と考えられた疾患でも、心因性の要素が強い疾患事例と考えられれば、それは心身医学的症例として考えた方がよい場合もある。ただし、見方としては症状精神病に分類した方が、明瞭と考えられる例もある。

最後に、次のような症例があるので、共に考えてほしい。敢えて、診断名は記さないでおく。

45歳　女　主婦

2年前から食欲不振と動作時の悪心（おしん）やめまいがみられ、この頃より無月経になった。産婦人科や内科で診察と検査を受けたが、はっきりとした診断や治療は受けなかったらしい。脳外科で脳のCTや種々の神経学的検査を受けたが異常なしと言われた。外出を避け、意欲低下あるが、幻覚や妄想はない。「気持ちは焦るが身体や心がついていかない」「頭の回転が鈍くなったような気がする」「ときに涙もろくなったりする」「生きていても仕方がない」「早く死んだ方がよい」と信じ込んでいる。

既往歴や家族歴に特記すべきものなし。役人の父と主婦の母の長女として生まれ、姉と弟がいる。生下時および幼少時の異常はない。23歳頃に離島出身の左官男性と結婚し挙子3名。当初から夫との性生活は合わず、そのうち一方的な夫の性行為を拒むようになった。そのためか、夫は夜になると歓楽街に出て朝帰りが多くなった。子供はみな独立した。学生時代は友人も多く、とても楽しかった、と涙ぐんで懐かしむ。

現症および検査概要では、痩せ（身長154cm、体重34kg）で貧血・黄疸はとくに認めないが、虚脱様顔貌で、2年前より無月経が続いている。血液検査でも貧血なく、梅毒血清反応や肝炎（HBs）抗原で陰性、しかしHBs抗体およびHTLV-1抗体が陽性、甲状腺ホルモン関連（TSH、T3、T4）で異常なし。電解質では、ナトリウム・カルシウム等は正常範囲だが、カリウム2.6、クロール92 Eq/Lと低かった。その他、血糖・肝機能・腎機能も正常範囲だった。

●●●

本例に特徴的なのは、遊び好きで性的にも強引な夫との間に生じた家庭的および性的不和であり、臨床的には摂食障害・嘔気嘔吐・低カリウム血症の存在ならびに性感染症（STD）の可能性であった。低カリウム血症の原因として特発性アルドステロン症、インスリン過剰分泌が否定されたが、家庭内心理的葛藤状態、性的問題、ヒステリー型性格等の心因に基づく消化器症状（嘔吐や下痢）、食欲不振から排泄型低カリウム血症の可能性が強い。本症例は、じつは当初「摂食障害」として、原因不明のまま対症療法のみを続けてきた例であった。しかし、心身医学的な立場から生活歴などを詳しく問診するといろいろな点が見えてきた。まず左官男性と結婚し挙子3名をもうけたが、今でいう「できちゃった結婚」であり、当初から夫と価値観・人生観、したがって性生活も合わず、一方的な夫の性行為に耐えてきたという。やがて拒むようになったため、夫は街で他の女をつくり、性感染症を持ち込んだ可能性もあった。また、それ以前に夫との心理的葛藤状態、性的問題、本人のヒステリー型性格等によって、摂食障害に発展し、るいそうや低カリウム血症、無月経を招いたと考えられる。じっさい、性感染症を相手から移されて、うつ症等を発症した例もみられる。

このように心身医学的発想と考察は、上のような例で役立つ。この意味で、心身相関という概念はきわめて重要であることを理解してほしい。じっさい、もし心身相関を考慮しなかったら、この書で述べたほとんどの症例で、最初にかかった医者からの「異常なし」、つまり「どこも悪くありません」の言葉で診察はすべて終了し、そのまま家に泣きながら帰らざるを得ずに終わってしまっていたに違いない。しかし、患者本人は、つらく苦しくて医院を受診しているのであって、「検査や自分の専門各科の診察のみで異常ないから」、という理由は全人医療あるいは心身医療では通用しない。帰された患者は、その後も一人「病気」と戦い、一人悩むことになるのである。

このように、医療は全人的であるべきだが、そういう一般的ニーズが育ち始め、それが仮にだんだん大きなものになっていっても、ほとんどは掛け声だけで終わり、残念ながら医学界とくに医師養成側の対応は遅く、心身医学や心療内科という臨床科が置かれている医学系大学すら数えるほどしかない。それには、診療報酬の問題や、医師の価値観や人間性の問題、あるいは研修機関の少なさ、人材不足（指導者不足）等、様々な問題が背景にある。

他方で、かつては明確に分けられていた疾患も、とくに心因性が強く示唆され、関連性のある疾患群などは、その間隙が狭まり、あるいは消滅しつつある。したがって、現代という時代の所産である 1 つの疾患を理解するにも、たとえ医学という自然科学系の学問分野でも、法学・心理・社会など社会人文系はいうに及ばず、テクノストレスとかオーム病あるいは人畜感染症など最近大きな話題を撒いている今日的な疾患に対し、獣医学（農学）あるいは人間工学系など学際的な広い教養と視野、そして複眼的思考という能力が必要になってきた。つまり、これまでのような純粋に医学的もしくは生物学的規範に沿って理解できる病気ばかりではなくなってきたと思われる。精神医学と心身医学のあいだは埋まりつつあり、「精神・心身医学」を学ぶことで、統合医学・全人医療としての新しい医学・医療というものが見えてくる。これらのことは、これらの学問を学ぶ学生の方や社会人の皆さんのみならず、別の面から勉強し、あるいは研究する立場の我々にも、未知の新世界を探す冒険者にも似た気持ちを与え、非常に魅力に満ちた新しい学問領域である。

索　引

［カ　行］

[タ　行]

[ナ 行]

[ハ 行]

[ラ　行]

■著者略歴

秋坂　真史（あきさか・まさふみ）

茨城大学教授（教育保健講座 / 臨床医学研究室）。

専門は、心療内科、精神医学、心身医学、養護医学など臨床および医学教育。その他、琉球大学医学部時代より老年学・健康長寿学の研究・教育を継続している。元教師、また医師・医学博士。

日本心療内科学会評議員、日本教育医学会理事。日本医師会・日本体育協会公認スポーツドクター、日本心身医学認定医（日本心身医学会）、臨床遺伝学専門医（日本遺伝カウンセリング学会）など。

主な著書

『気がつけば百歳』（大修館書店、1995年）

『男性百歳の研究』（九州大学出版会、2000年）

『沖縄長寿学序説』（ひるぎ社、2001年）

『*Interdisciplinary Studies of the oldest old in Okinawa* (Sun press, 2001, English)』

管理栄養士養成講座NEXTシリーズ「食生活論」『沖縄から学ぶ健康長寿の食生活』（講談社、サイエンティフィック、2000年）

「長寿の遺伝」および「超高齢者の心理・行動パターン」『健康長寿の条件』（崎原編）（ワールドプランニング、2002年）等。

教養としての 精神・心身医学

2002年10月25日　初版第1刷発行

■著　者——秋坂　真史

■発行者——佐藤　正男

■発行所——株式会社 大学教育出版

〒700-0953　岡山市西市855-4

電話（086）244-1268（代）　FAX（086）246-0294

■印刷所——互恵印刷（株）

■製本所——（有）笠松製本所

■装　丁——ティー・ボーンデザイン事務所

© Masahumi Akisaka 2002, Printed in Japan

検印省略　　落丁・乱丁本はお取り替えいたします。

無断で本書の一部または全部を複写・複製することは禁じられています。

ISBN4-88730-495-1